リウマチが治った寛解《かんかい》症例続々!!

医学博士
篠原　佳年
Dr. Yoshitoshi Shinohara

知玄舎

まえがき

本書は、リウマチの最先端医療についてお伝えします。

リウマチの画期的な治療法が、明らかになりました。

しかし、この治療法は、まだほとんど知られていません。それほど普及もしていません。

私の小さな医療施設では、約二年間に100人を越える患者さんたちの症例ができました。

大半の人々に寛解と考えられるほどの改善効果がありました。

一人として効果が現れないことはなかったのです。

リウマチ専門医として三十年、初めて体験する驚異的な治療法です。

私はこの治療法を「リウマチ寛解コース」と名付けました。

どれほどの改善効果があるかは、患者さん自身の体験談をご覧ください。

関節リウマチが、とうとう寛解して治る時代がやってきたのです。

リウマチが治った　寛解症例続々!!　目次

3 １００人を越えた改善治療症例 64

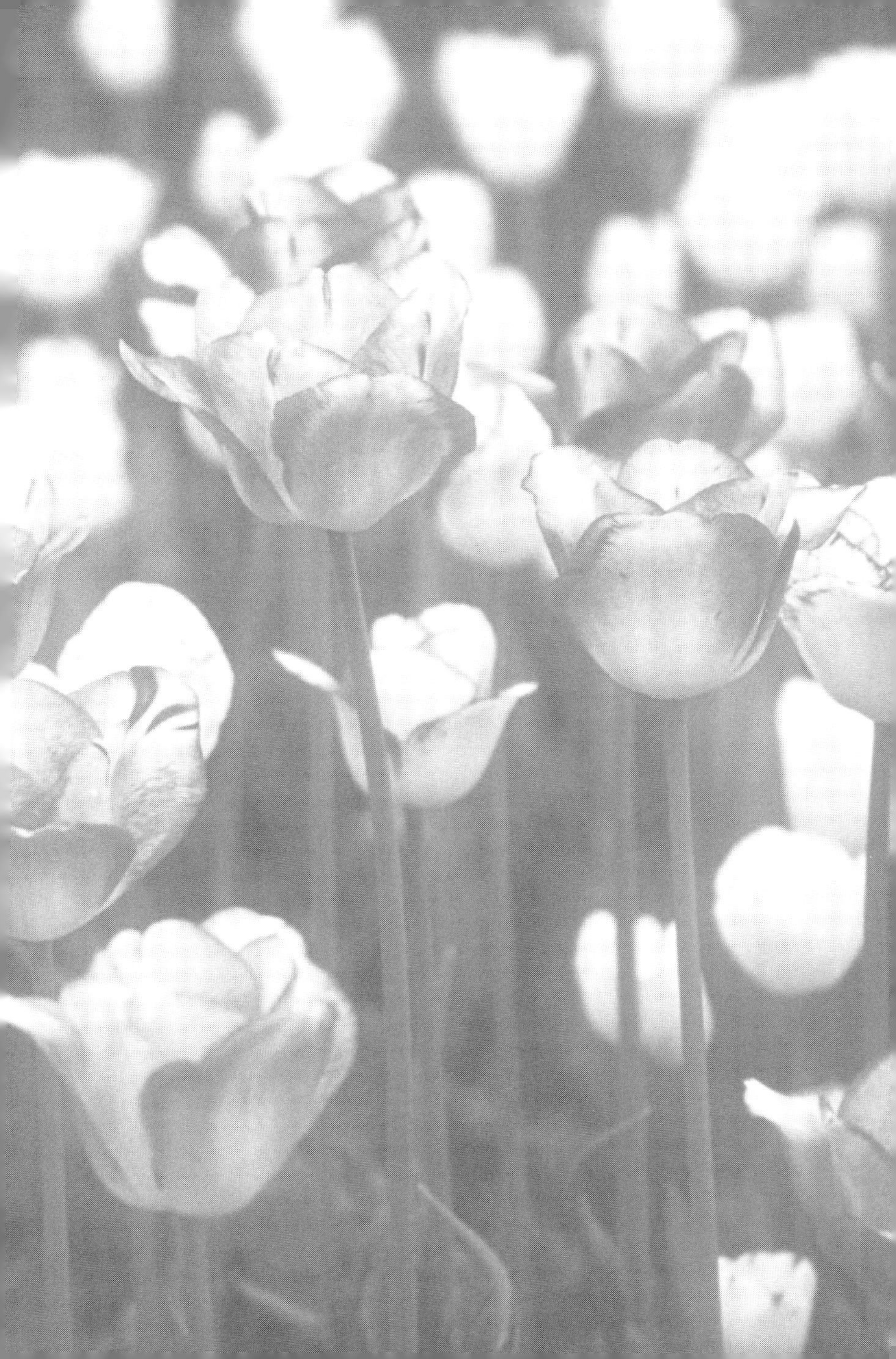

人の一生は春夏秋冬。
今のこの時間、この場をどう生きようとするのか、
決めるのはあなた自身。
みんな自分の人生を生きている。自分自身の価値基準で生きる。
病気もその人の個性。
病気を治すのはその人自身が変わらなければならない。
新しい自分に気づき、新しい世界を手に入れる。
何かを失うことで何かを得る、失うことと得ることは表裏一体。
今が一番楽しいと思えるから「永遠」が見えてくる。
病気は忘れていた自分、ほんとうの自分を取り戻すための、
天から与えられた大きなチャンス。

（快癒語録から）

1 「治る病気になった」リウマチ医療新時代

◉一生治らなかったリウマチが、治療でだれもが寛解する時代に

関節リウマチを専門として三十年ほどになります。**リウマチという病気は、自己免疫疾患**です。手や足の指、肘や膝、肩や首などの関節が腫れて熱をもったり、強く痛んだりし、悪くなると全身の関節痛と関節の変形のため動けなくなり、寝たきりになる方も少なくありません。しかも発症した手や足の指などの関節は、腫れるだけでなく変形することが多く、**一度発症すると治らない病気**と言われてきました。

薬でリウマチは治る病気ではない……というのが常識であり、私も三十年の治療経験から、薬は炎症を抑えるだけで治癒はたいへんに難しいと考えてきました。

ところが、ここ一、二年、私の医院の雰囲気は、著しく変わりました。リウマチ専門医院ですから、関節の痛みを訴える患者さんがいっぱいでしたのに、それは遠い昔の

朝、手のこわばりは？
「ありません。毎朝スムーズです」

関節の痛みは？
「全然ありません。関節は曲がったままでも、ちゃんと力を入れて包丁も使えますよ。大丈夫。元気、元気！」

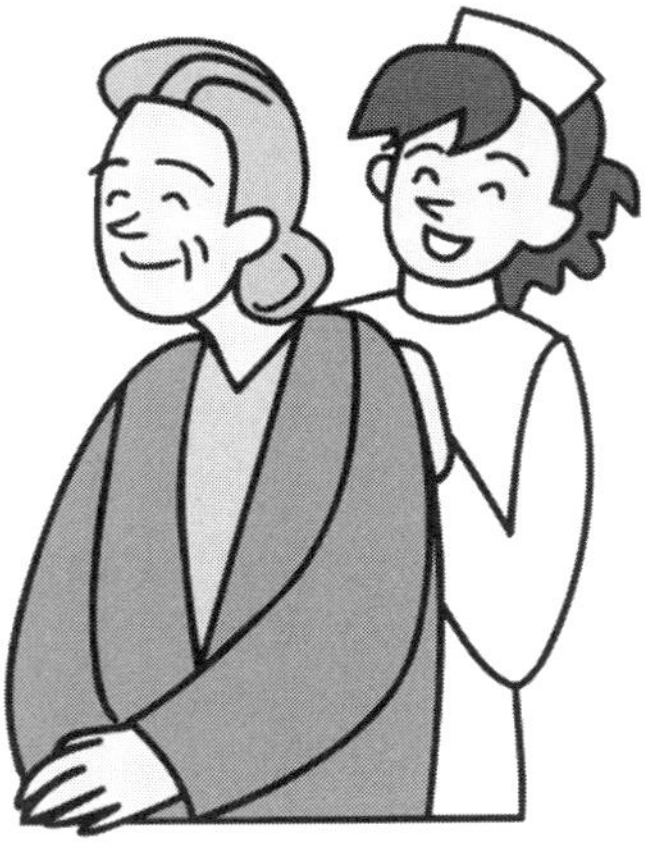

話しになりました。何と今では、朝起きて手にこわばりを感じる患者さんがいなくなりました。関節の痛みを訴える患者さんもいなくなりました。つまり、**リウマチの症状が消失した患者さんがどんどん増えているのです。**

そのため、患者さんと私の会話はごく簡単になり、「朝のこわばりはありますか」「痛む関節はありますか」の質問だけです。ほとんどの患者さんの答は「ノー」です。つまり、私の医院で**「リウマチ寛解コース」の治療をされた方は、リウマチでありながら、関節の腫れ、痛み、熱感などの症状が消失**しているのです。これを医学的には「寛解《かんかい》」といいます。

「寛解《かんかい》」とは、臨床的に病気の症状があらわれない状態です。寛解がずっと続いて、薬をまったく必要としなくなり、それでも症状がでなければ、完全寛解、治癒といえるでしょう。私が開始した**「リウマチ寛解コース」**は、絞り込んだたった一つの薬で寛解を維持し、ゆくゆくは、薬をまったく使わずに寛解状態を保てる**完全寛解・治癒を目標**にした治療法です。「リウマチ寛解コース」の治療を受けた方は、そのことごとくが寛解か、寛解に近い状態まで改善し、ふつうの健康な人と、ほとんど変わらない生活を送れるようになった方がたくさんいらっしゃいます。そのため、私のクリニックでは、患者さんから、痛みが消えたため、やりたいことが何でもできるとか、人生が楽しくなったとか、そんな嬉しい言葉がいっぱいあふれるようになりました。

◉従来のリウマチ治療ではありえなかった驚きの改善症例

たとえば、一年間ほど寝たきりで完全介護状態の患者さんが、ほとんど死んでしまうのではないかというほどの状態から、何と数カ月で自力で歩いて、ある程度の家事まで

「寛解」は「かんかい」と読みます。
治療をはじめてリウマチの痛み、症状がなくなっている状態のことです。
薬をゼロにしてもリウマチが出なくなれば、完全寛解、つまり治癒です。

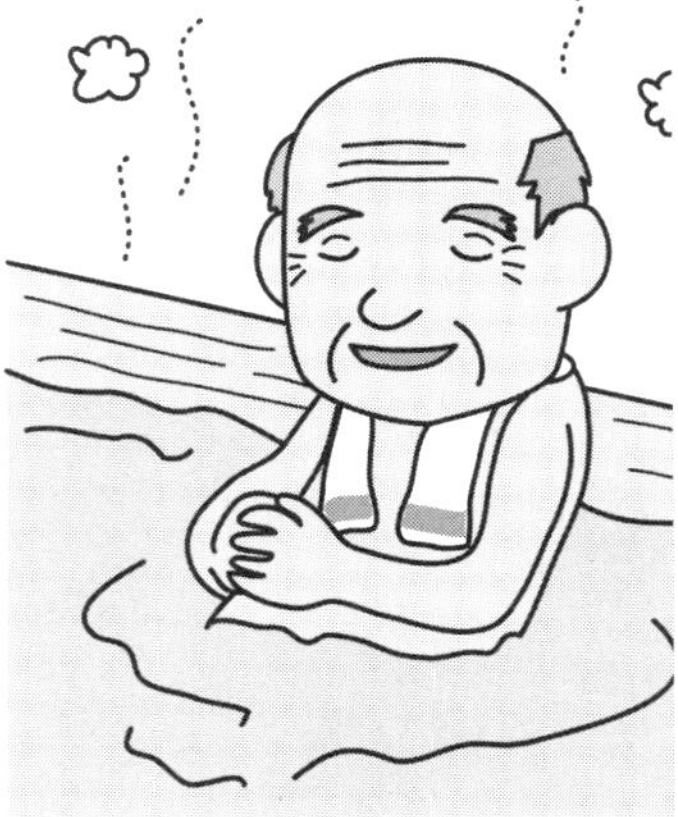

できるように回復しました。ずっと車イスだった方が、ふつうに歩いて、中には走ることができるようになったご高齢者もいます。
ご本人の声を本書で紹介していますが、ご本人も周囲の方々も、リウマチ寛解コースでの出来事を、「奇跡」と表現されています。全てが、リウマチ改善症例の常識を覆すほどの驚異的なもので、私自身が内心「ありえないことだ」と、いつも驚かされています。
たとえば、手指のリウマチが進行してスワンネック変形や尺側偏位のように変形してしまった方も、リウマチ寛解コースで関節破壊が止まり、全く痛まなくなりました。しかし、大きく変形した骨や関節は元には戻りません。外見からは、とても痛いのではないかと懸念されるのですが、ご本人は、変形したままで、包丁を使い力を入れても何の痛みもなく、通常の生活ができるまでに回復されました。つまり、変形してしまったものは元には戻りませんが、変形した関節にはリウマチの炎症が消えたわけで、この状態が維持できれば、寛解状態といえます。

背が高い女性の患者さんで、数年前から膝の関節が「く」の字に曲がり、足を引きずるようにしか生活できなかった方ですが、リウマチ寛解コースを始めてすぐに、膝がまっすぐに伸びて、生活が一変しました。背筋が伸びることはもちろん、顔の表情や話し方までが明るく若返り、つい一、二か月前リウマチで苦しんでいたことが、ウソのように思われました。

◉新薬で治療をしてほしいという患者さん

１００人を越えるそのほとんどの方が、寛解コースの後には、このような驚くべき改善を見せ、しかも、長い抑鬱状態から解放されたように元気になられ、私は心底驚いています。

リウマチが寛解した患者さんの中には、舞踊やバレー、ゴルフや旅行を存分に楽しんでいらっしゃる方が多数います。車イス生活がウソのよう。びっくり！

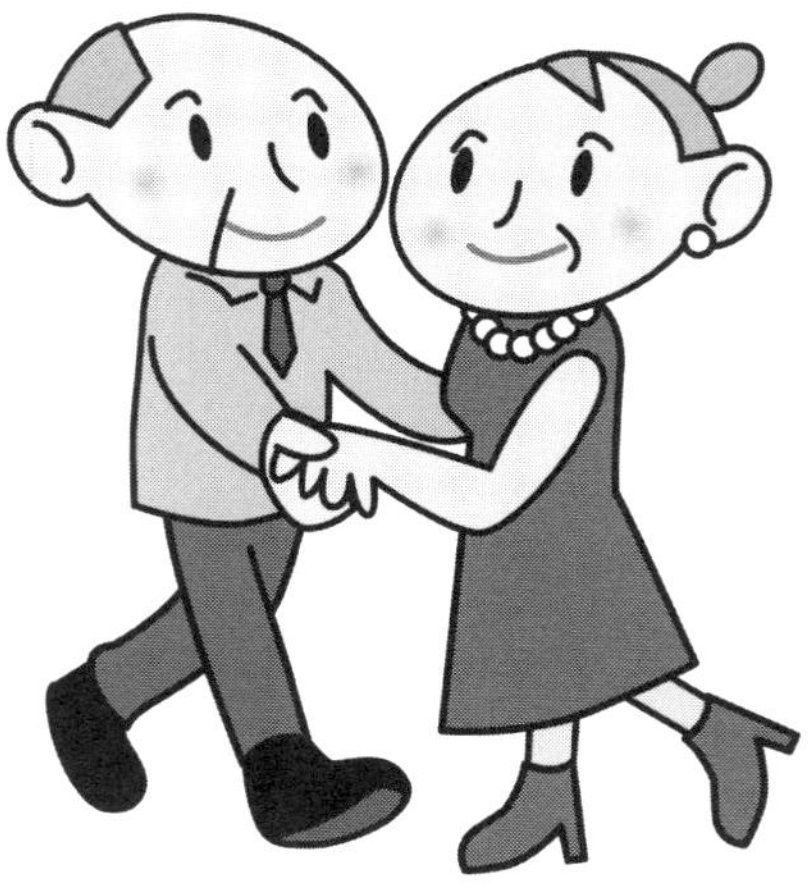

私は、リウマチ専門医として三十年間で、患者さんからこんなに喜ばれたことはありません。ずっと難病のリウマチ治療に携わり、いつかは必ず治る病気になることを夢見てやってきたわけですが、その夢が、とうとう私の目の前で実現したことを、深い感慨をもって受けとめています。

改善効果を一番よく感じ、知っているのは、患者さん自身です。まずは完全介護状態から奇跡的に回復されたＫＯさんと、長期車イス状態から普通の生活ができるまで回復されたＦＨさんからご紹介します。

完全介護の寝たきり状態から奇跡としか言いようがないまでに回復しました

KOさん（女性、五十八歳）

◉ステロイドを止めるための断食療法で寝たきりに

手足の痛みを感じるようになったのは、十九年前になります。当時は子宮ガンを発症し、術後にステロイドを処方され、服用を始めました。ところが、ステロイドの服用を中止すると、体中に腫れや痛みが出現し、膠原病の一種、ＳＬＥ（全身性エリテマトーデス）と診断され、それ以来、ステロイドなしではいられなくなりました。が、ステロイドを何とか止める方法はないかといろいろな方法を試しました。

十年くらい前だと思いますが、篠原先生に最初に診ていただいたときには、抗リウマチ薬（リマチル）が処方されました。その後は、先生のところが遠かったので、近医で同じ薬剤の処方をしてもらうことですませましたが、この判断は間違っていたと後に

編集者注：新薬体験のインタビューに応えていただいた方々は、ほとんどの方が、顔写真とお名前を公表されることに同意してくださいましたが、出版社の意向でお名前はイニシャルとすることにします。ただし、顔写真は、体験が事実であることの証として、そのまま掲載することに同意していただきました（一部の方を除きます）。

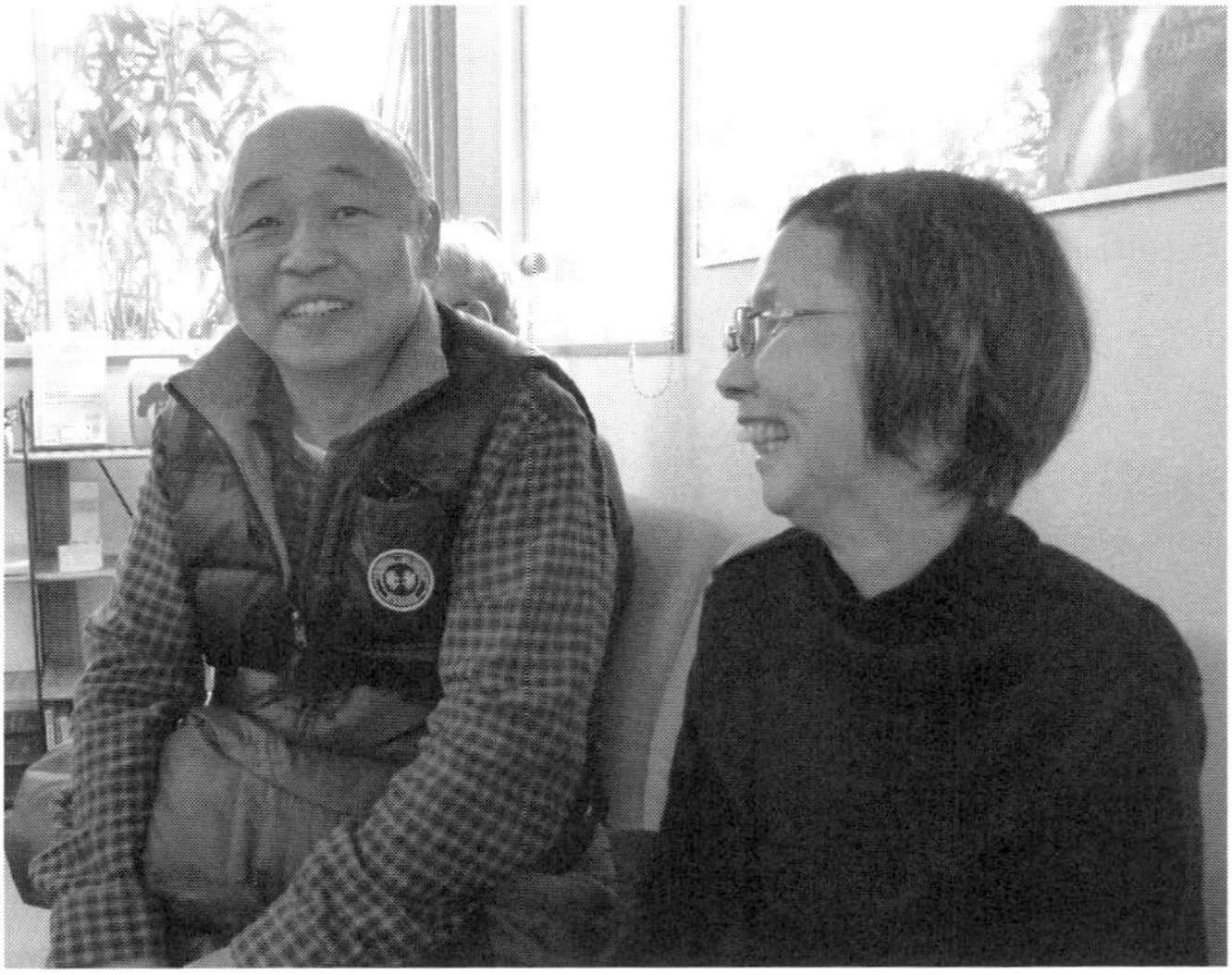

極度の重篤なリウマチで寝たきりになった奥さんを、完全介護で昼夜支えてきたご主人の喜びはひとしお。

なって気づきました。というのは、薬は同じであっても、お医者さんによって処方の仕方が違うことが分かったからです。近医は、ただ薬を出し続けるだけで、効きが悪ければどんどん強い薬を増やしてきて、私の症状（痛み）は一向に改善しませんでした。

薬を止めることが先決と考えていたときに、断食がよいと聞き、断食の指導をしてくださるところをいくつか回り、ようやくリウマチの薬から脱却できました。ところが、おそらく入院までして断食を続けたせいでしょう、身体が急激に痩せて、気力も体力も激減してしまったのです。ほとんど食べられず、寝たきりの状態になってしまいました。数年前のことです。

◉寝たきりで民間療法も効果なく痩せてガリガリに

それからというもの、自宅で完全介護の状態となり、主人にすべて、食事からトイレ、家事、洗濯まで私の面倒を見てもらいつつ、効果があると聞けば、鍼灸、ホメオパシーなどなど、いろいろと試みました。そして断食を指導してくれる病院に入院して頑張りました。しかし、逆にだんだん身体は衰弱していったのです。寝たきりのまま回復の兆しは全くありませんでした。私は食べることができなかったので、栄養補助食品で栄養を補給したり、訪問看護師さんを頼んで自宅で週に数回点滴をしてもらったりする生活がつづきました。

ところがある日、突然主人が気づいたのですが、私の

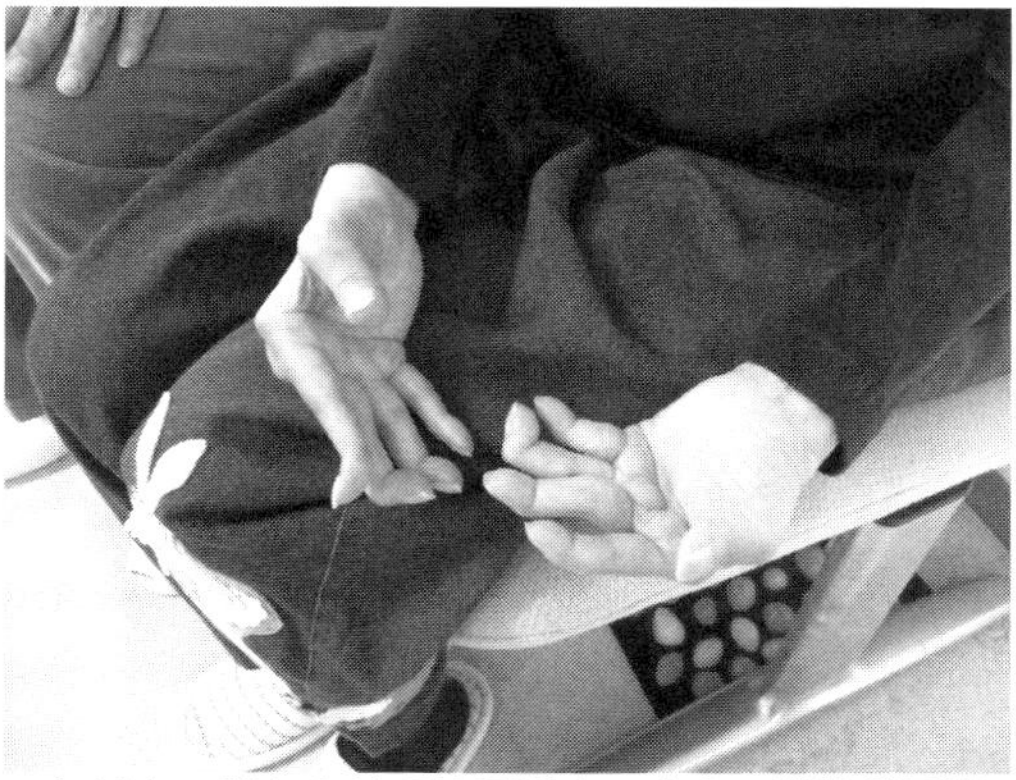

一年以上、寝たきりで骨粗鬆症、全身の関節が異常をきたし、手指もこれほど変形。しかし、寛解コースで立って歩いて生活できるまで奇跡的に復活。

身長が縮んでしまっていたのです。何と、腰椎が三本も圧迫骨折し、背骨が縮んで十二センチも身長が低くなってしまいました。そして、手や足もだんだんと変形してきていました。体中が痛く、絶えず痛みを訴えていたので、夜には主人にずいぶん迷惑をかけたようです。骨粗鬆症で骨がもろくなっていたからでしょう。首をまわすにも痛みと音がするようになりました。

寝たきりになってどんどん悪くなる一方なのです。これまで、食事療法、民間療法、自然療法、断食入院などいろいろと試しましたが、リウマチという病気はこのような療法では改善がむずかしいことを知り、藁をも掴む気持ちで、再び、篠原先生に診ていただくことにしたのが三年くらい前のことです。

主人は、車のダッシュボードまで外して私を寝かせ、数時間かけて倉敷の先生の医院に連れて行ってくれました。医院に着くと、私を抱えて歩かせるようにして、やっとの思いで診察室に連れて行ってくれました。あとで聞いたのですが、主人は、私が死んでしまうかもしれないと思っていたようです。それほど私は衰弱していてガリガリに痩せていたのです。体重は二十七キロほどでしたから……。

◉死の瀬戸際から新薬を試み

さすがに先生も後になっておっしゃいましたが、手遅れというのか、これでは死んでしまうかもしれないと思われたそうです。一年以上も何もできない完全介護の寝たきりで、しかも食事がとれない状態だったので、体力がまったくありませんでした。先生も治療では少しでも体力をつけることが必要とおっしゃられ、全身の炎症を抑えるため、緊急時の対策としてそのときはステロイドが処方されました。ステロイドには抵抗がありましたが、先生の処方でしたのでお任せしました。おかげで、体力は少しずつ、寝たきりながら回復しました。しかし、できることは本を読んだりテレビを見たりする程度。筋力をつけようとしましたが、無理でした。

現状改善とステロイド離脱のために、新薬の話しが先生から出たのは、一昨年（二〇一二）ころからだと思います。もともとリウマチなどの薬剤を使用したくなく、また副作用の出現も考えると、新しい選択が出来ませんでした。先生のところで副作用がほとんどなく、改善した人が50人以上も出ているという話をうかがい、それならば、一度終わったような人生なので、思い切って先生のおっしゃる新薬をお願いしてみようと決意しました。

もし、一度試して問題があれば、そこで止めれば済みます。わずかな希望を抱いて、新薬の治療を受けたのが、昨年（二〇一二）の三月のことでした。

◉治療後……寝たきりから立って生活ができるまでに回復

効果を感じたのは、治療後一週間から十日ごろでした。体中の痛みが和らいで、どんどん良くなっていくのを感じました。治療前は、プレドニゾロン４mg服用（プレドニン10mgから減量）でCRPが（2+）とリウマチの活動性があったのですが、治療後の最初の検査でCRPがマイナスになり、本当にびっくりしました。

それからというもの、ぼろぼろだった崩壊寸前の寝たきりの身体だったのですが、治療を重ねるごとに、どんどん良くなっていきました。すでに十回ほどの治療を受けたところですが、今では洗濯物をたたんだり、お茶碗を流しに運んだり、一人でトイレにも行けるようになり、どんどん元気になっています。新薬の治療前まで、何もできずに寝たきりでいたのに、新薬のおかげでここまで回復したのは、奇跡としかいいようがありません。ステロイドも三カ月後には服用を中止出来ました。鎮痛剤も必要がなくなり、今は何も服用していません。

子供たちは今は遠方におりますが、お盆の時に帰ってきて、私が寝たきりから元気に回復する姿を見て、びっくりして喜んでくれました。友人や知人も、寝たきりだったためみなさん遠慮をなさっていたのですが、私が元気になったことを聞きつけて訪ねてきてくれ、元気になった私のことを、自分のことのように喜んでくれました。

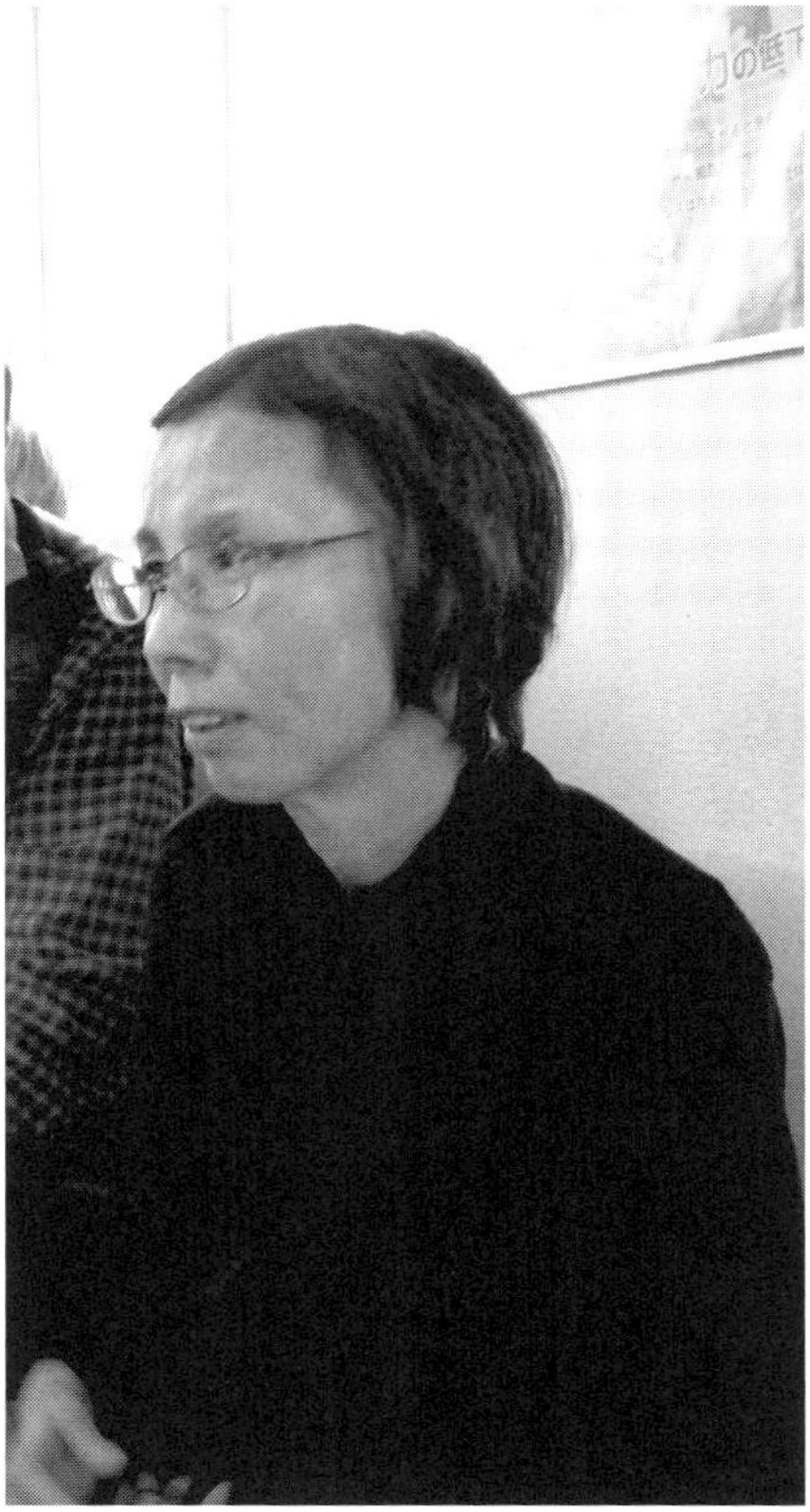

完全介護で寝たきり、背骨の圧迫骨折で十数センチ身長が縮んでしまったのに、こうして背骨をまっすぐにして、座っていられることすら奇跡的。インタビュー後はご自分で立ち上がり、歩いて帰られた。処方した篠原医師すら驚嘆した改善症例。

断食で限界まですり減ってしまった私の身

体も、一時二十七キロまでになりましたが、今では三十五キロにまで戻りました。今、寝たきりで衰えきった筋肉を少しずつ強くする運動もして、もっともっと元気になるように励んでいます。

これほど改善した新薬の効果は、驚くしかありません。最も心配していたのが副作用でした。そのために、なかなか新薬に踏み切ることが出来ませんでしたが、心配をした副作用は、今のところまったくありません。

それどころか、食欲が出て体重が増え、身体がどんどん元気に回復してきているので、こんなにも効くリウマチの治療に巡り合えたことに感謝しています。主人が「ありえないことだ」と驚いています。何よりも篠原先生の処方やアドバイスに、いっそうの信頼を感じるようになりました。

つい最近のことですが、三重の伊勢神宮にも、九州阿蘇の奥にある弊立神宮にもお参りしてきました。遠方まで旅行ができるほどに回復できたことを、ご報告させていただきます。

長い車イス生活から大転換、主人とともに夢のような生活を謳歌できるようになりました

FHさん（女性、七十歳）

◉三十数年前、出産後に発症したがステロイドの副作用を警戒

昭和五十三年ごろ、今から三十数年前、私が三人目の子を出産した翌年、三十五歳のときでした。最初は子供（教師をやっていた）と戯れていて、首を捻ったように思い、病院で診てもらいましたが特に異常とは診断されませんでした。ところが首の痛みはなかなかとれず、そのうち肩や手にも痛みが出て、ことに右手首が腫れてから、全身の関節が痛むようになりました。そのときはリウマチかどうかは分かりませんでしたが、近くに同じような症状で病院で治療を受け、たぶんステロイドの副作用で顔が青白くぱんぱんに腫れた人を知っていましたので、病院に行くと私も同じような薬を処方されるのではないかと怖くなり、鍼灸や漢方でずっと治療をしてきました。しかし症状は進ん

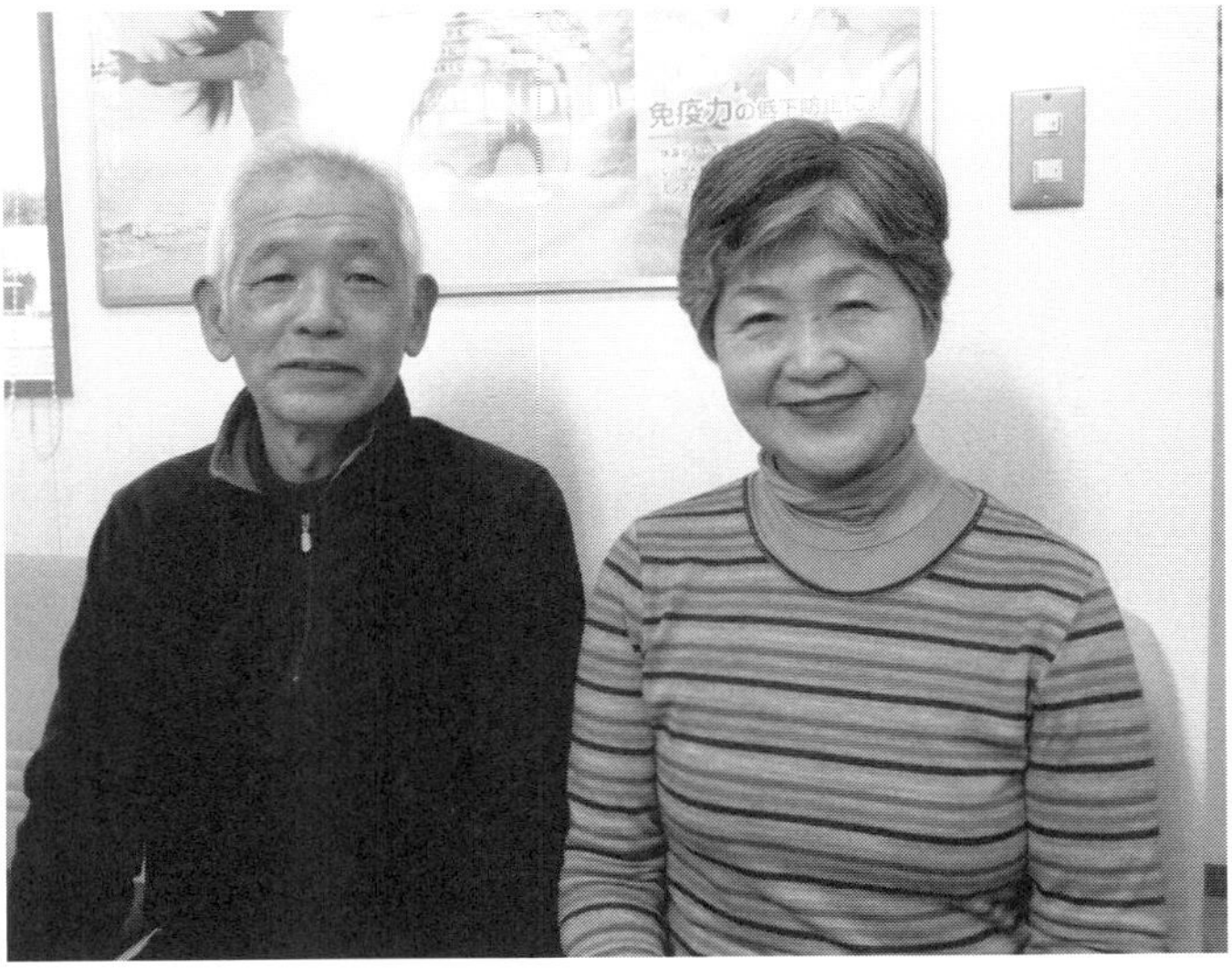

重篤なリウマチで栄養失調、車イス生活から新薬で回復するまで奥さんを支えたご主人は、篠原先生のファン。

で五十代になると、私もついに寝込むほどになってしまいました。

平成八年ごろのことです。私は福岡県の唐津ですが、主人が九州にやって来られた篠原先生の講演を聞く機会があり、そこで先生の著書を買ってきて、岡山県倉敷市の篠原先生のところで診察してもらうことにしました。

それ以来、平成十四年くらいまで毎月一度、先生のところまで唐津から通いましたが、先生の治療のおかげで寛解に近いところまで改善しました。やがて父や母の面倒をみなければならない状況となったときに、先生の了解をいただき、地元唐津の病院に転院しました。

◉生物学的製剤の治療の違和感からホメオパシー療法に

しかし、しばらくするとリウマチの痛みがだんだんと強くなりました。唐津の病院ではそのためにステロイドという強い薬が処方されましたが、さらに痛みが増すとまたさらに量が増え、篠原先生の治療方針とは違うことに戸惑いました。症状が悪くなるたびに薬はどんどん増えてゆきました。

生物学的製剤の治療を初めて受けたのは数年前のことです。同時にリウマトレックスも処方されました。新しい薬の治療なので、これまで飲んでいた薬は要らなくなるのだろうと思っていましたが、それはまた、新しいいっそう強い薬が併用され、薬物の副作用のリスクをよけい背負うことになったわけです。

私の身体は違和感を覚えました。心臓もおかしくなったように思います。身体がたくさんの薬に悲鳴を上げているようでした。副作用で私の顔は丸く膨れてしまったのです。

私はあまりのことに、自分の判断で治療法を変えることにしました。地元で、ホメオパシー療法を行なうことにしたのです。それは、薬をできるだけ止めたかったからです。ただ、ステロイドは急にやめるとリバウンドがあると言われていたので、自分で少しずつ減らしていきました。ステロイドがちょうど切れる頃、ホメオパシー療法に変えて六か月ほどになったときに、足に強い痛みを感じ、そしてある日突然、激しい全身の痛みに襲われました。ホメオパシーの指導者は、「痛みをしばらくガマンしてください」と言われました。私は生来ガマン強い方なのですが、その時は耐えられませんでした。しかもこのころには、食べられないのでストローで栄養を摂るほどまで体力が落ち、車イス状態。こうして再び、篠原先生の医院を訪れたのは、二〇一一年の十月でした。そのときは極度の栄養失調状態だったのです。先生の治療は、希望を与えてくれるものでした。まずリウマチの活動性を静め、現状を改善するために、適量のステロイドが処方されました。こうしてしばらくすると体力が少しもどったので、さらに効果的で、ステロイドをやめられた人たちが多いという新薬の治療をしていただくことになりました。

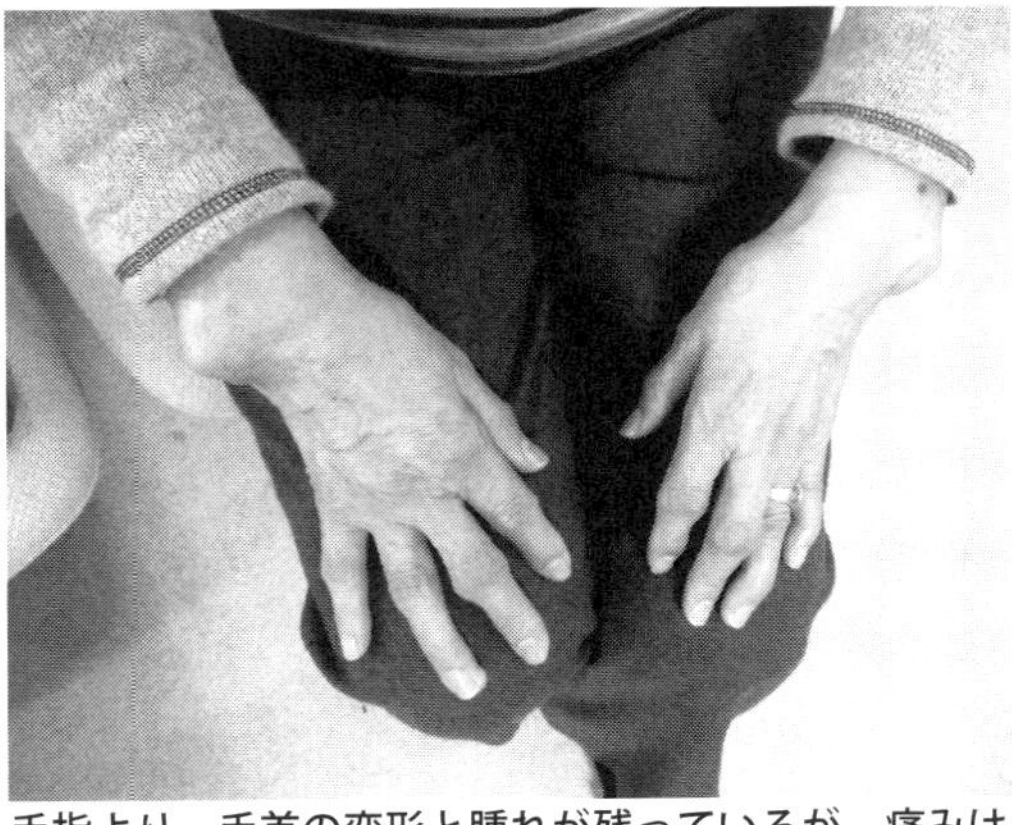

手指より、手首の変形と腫れが残っているが、痛みはほんどなく、家事ができるまで回復。

◉治療後……ステロイドやリウマトレックスなどの併用なく車イスが不要に

一度目の治療は、二〇一一年の十一月でした。治療後すぐにベッドから起き上がれるようになりました。治療前には寝たきりで車イス状態でしたが、つかまり立ちができるようになったのは、三度目の治療のころ、二〇一二年一月半ばでした。それからというもの、どんどん元気に回復していきました。ステロイドもこの頃には必要がなく、中止していました。

最初の新薬治療からほぼ一年たった今、動作はゆっくりですが、自分の身の回りのこと、家事も洗濯物を干したり、たたんだり、ちょっとした朝食の準備などもできるようになりました。

新薬治療を始めて、私の生活は一八〇度変わりました。まず、車イスが要らなくなり、歩けるようになったのです。痛みをほとんど感じないほどになりました。痛み止めも、だんだんと少なくなり、やがてもうすぐ不要になるでしょう。

この新薬治療は、ステロイドやリウマトレックスなどを併用する必要がないことが嬉しいです。少しずつ、治療の間隔をのばしてもらっています。最終的には、薬から完全に離れられることを願っています。

◉長い闘病生活から、料理も掃除も出来、旅行にも行けるまで回復

リウマチは、一度発症すると一生そのまま良くならないと言われていますが、私は新薬治療で、寛解に近づいています。寝たきりで車イス状態から、一人で歩けて家の中のことをできるようになり、主人の料理も作ることができ、家の掃除もでき、旅行にも行けるようになりました。変形した関節は元には戻りませんが、一年間でこれほどまでに回復しているので、長い病気の人生からすると、まさに夢にも思っていなかったほどの変化です。

篠原先生は、私の中ではまさに「神」のような存在で、感謝の気持ちでいつもいっぱいです。今では、旅行にでかける気分で、主人と二人で月に一度通院するのが楽しみです。主人も、これほど私を元気にしてくれた先生に興味津々で、私といっしょに先生のところで糖尿病の治療を受けています。先生のことを「まるで哲学者のよう」と言って、先生とお話しをするのが治療よりも楽しみのようです。

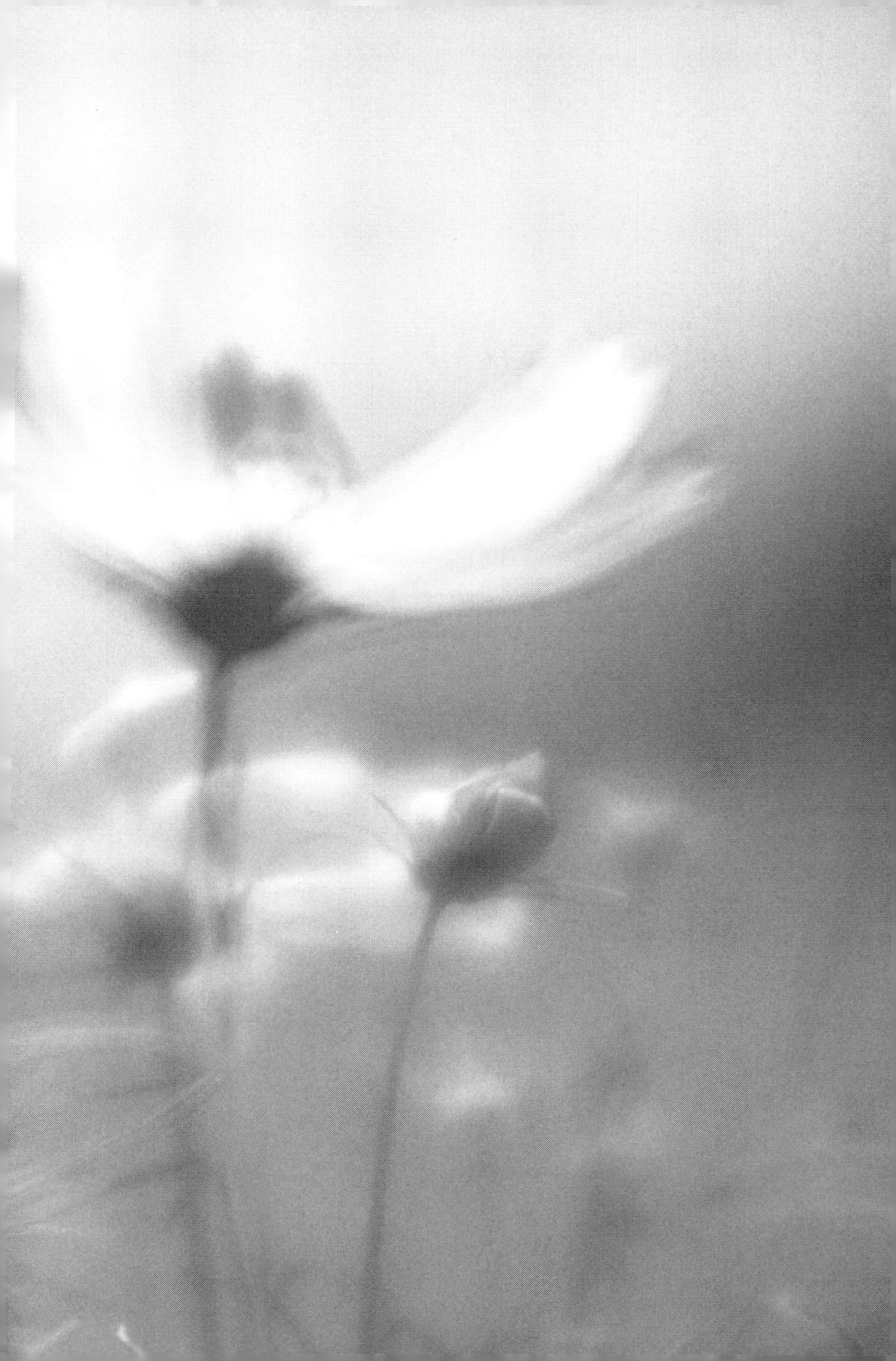

あなたはすべてを持っている。

生きていくうえでほんとうに大切なものはすべて自分の中にある。

笑顔からは笑顔が生まれる。

無意識の世界はみんなが共通に持っている世界。

他人のために与えるだけ与える。

心がともなわないものには何の価値もない。

同じものを見ていても、人によって異なって見える。

「今、ここ」を豊かにするのも、貧しくするのも、あなたの心しだい。

（快癒語録から）

2
「リウマチ寛解コース」誕生のいきさつ

◉多剤併用があたりまえのリウマチ薬処方の問題

私のクリニックは、岡山県倉敷市のはずれにあります。鉄道の最寄り駅（瀬戸大橋線茶屋町駅）からもタクシーで十分くらいかかり、不便なところにありますが、こんなところまで、東は東京、西は沖縄、全国あちらこちらから来てくださる患者さんがたくさんおられます。しかし、はるばる遠方からこられる方の多くは、治療に行き詰まったケースが多く、来院されたときには、病状がかなりのところまで進行されていることが多く見受けられます。その方々の治療歴を聞いてみますと、多剤を併用されている場合が多く、十種類以上もの薬を飲み続け、だんだん悪くなり、身体がガタガタになっている方が多く見受けられました。

私のクリニックは、**リウマチ駆け込み寺**的なところがあるようです。困ったことに、

多剤併用には
リスクがあります。
＜ダメ、ダメ‼＞

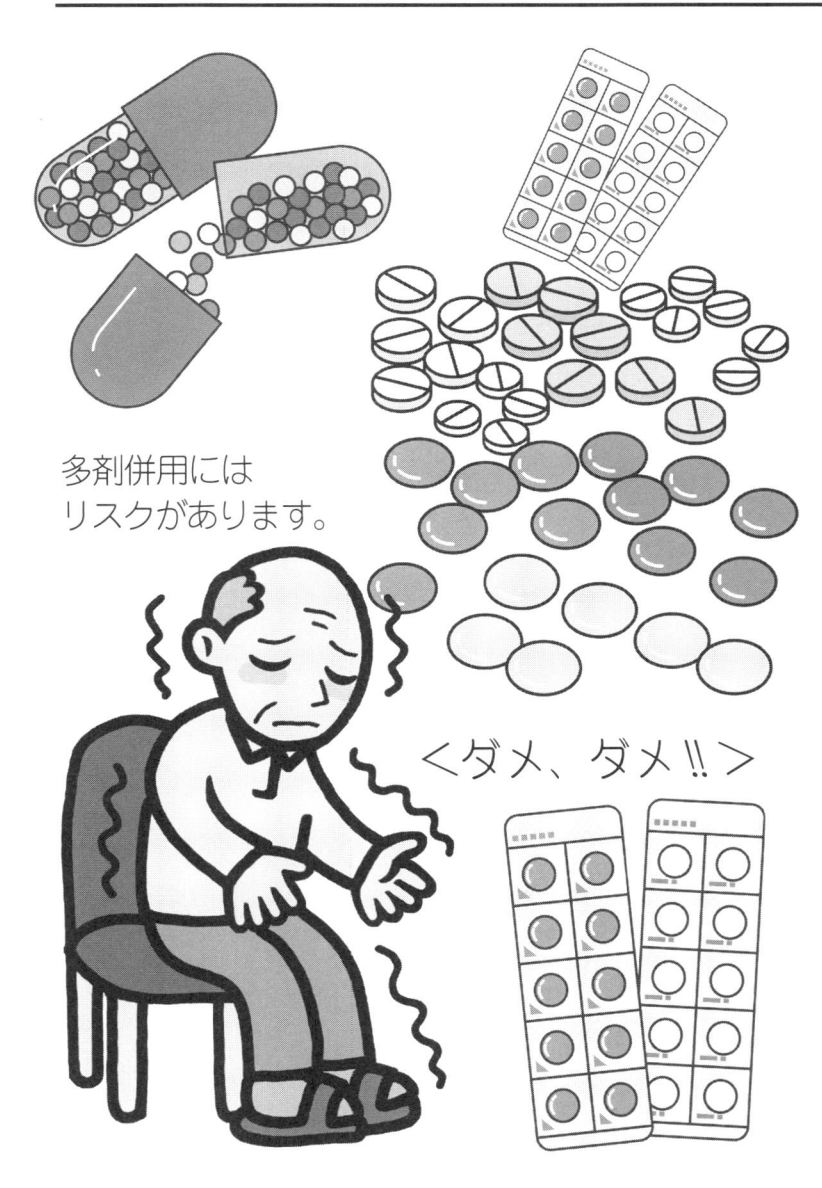

これまで、リウマチがかなり進行している場合には、治療法がありませんでした。なぜかというと、リウマチの治療では、痛みを医師に訴えると、通院する度に次々に薬が増え、その効かない薬を何年も飲み続けることになるという矛盾した状態に陥っている場合が多く見受けられました。ステロイド投与のため、高血圧症、糖尿病、胃潰瘍、不眠症、高脂血症などの副作用が出現し、その上にそれぞれの病気の薬を服用して体調をくずしている人がたくさん来院されました。

◉危険な多剤併用リウマチ薬処方の大きな問題点

現在、リウマチ治療の新しい世界的趨勢《すうせい》は、**免疫抑制剤**として強い作用のある**MTX**（メトトレキサート・リウマトレックス）と**生物学的製剤**（エンブレル・ヒュミラ・レミケードなど）を併用するのが主流になっています。

そのような薬で症状が和らいだり、寛解したりするケースが60～70％もあると言われています。しかしそれでも効果があらわれない場合には、リウマチの症状がどんどん進んで悪化し、MTXやステロイドの処方は止まることはなく、悪化の度合いによって、さらに増量されているのが現状です。また、二〇〇七年の新聞報道では、**エンブレルの副作用**によるものと判断されるケースで、**79人の死亡例**があると警告されました。処方数の割合からするとごく一握りにすぎず、この数字の読み方には慎重な判断が必要となりますが、**処方した医師の問題**も否定できず、薬を処方する危険性が、医療の現場でも充分な理解がされていない状況も懸念されます。それだけに、このように、何らかの命のリスクが判明した薬には、一人の開業医として、私は慎重にならざるを得ません。それゆえ簡単には使えないのです。

確かにそれぞれの薬にはそれなりの効果は認められないわけではありません。**ブシラミン**（リマチル）や**MTX**（リウマトレックス）には、五、六割りの方々に症状が軽くなるなどの効能があるのは事実です。ステロイドは短期間なら非常に効果的で副作用も起こりにくいでしょう。ただしMTXやステロイドには強い副作用のリスクがあり、その使い方には十分な配慮が必要です。医師も、**家族に対処する時のように、細心の注意を怠ってはいけない薬なのです。**

◉もっとも注意が必要なリウマチ薬、ＭＴＸ（リウマトレックス）

私が一番注意しているのは、**ＭＴＸ（リウマトレックス）**です。これは、細胞増殖を抑える免疫抑制剤ですから、リウマチの症状を抑える効果があることは理解できます。また、**ＭＴＸは、現在世界的に最も使われている最も主流のリウマチ薬**で、大半の医者がリウマチの患者さんに処方しているので、一見安全な薬と見えるかもしれませんが、それは間違っているというのが私の見解です。私は以前（二〇〇五年二月）ニュースで、この薬の副作用の疑いによる１３４人の死亡例があることを知りました。一般的にリウマチは生命に関わらない病気なのに、その治療で生命を失うことは絶対に認められません。それ以来私はこの薬の処方を中止致しました。

私もかつて、この薬を当初使用していたことがあります。それによって、大いなる改善効果があったことは知っています。ところが、この薬は**もともとは抗ガン剤**なので、健康な細胞まで活力を削いでしまうという作用があり、身体の弱いリウマチの患者さんには負担が多すぎます。医師も、もっともっと、慎重に使用を検討すべきです。

別な医療機関でＭＴＸ（リウマトレックス）で治療をされてきた患者さんを私が治療す

もっとも使われているリウマチ薬・ＭＴＸ（リウマトレックス）ですが、生命のリスクを伴うので、リウマチの活動性が極度に高くない場合は、医師も患者も処方には充分に気をつけることが大切です。

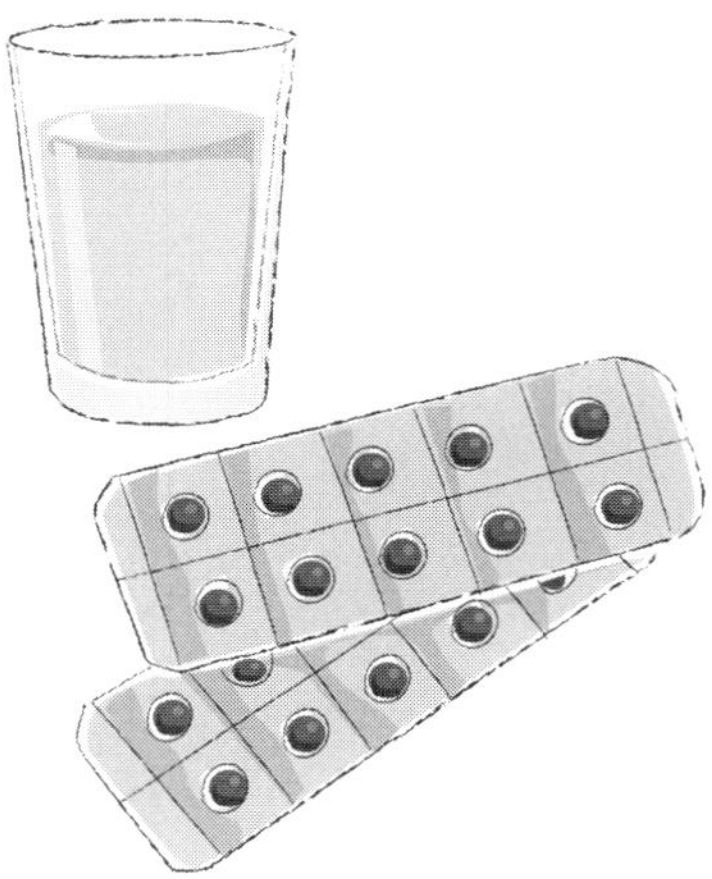

る場合には、まずこの薬を止めてもらいます。**ＭＴＸは、依存性がないため、すぐに止めても大半は問題はなく、**また、これまでたくさんの患者さんに、ＭＴＸを止めてもらいました。そして副作用がもっと軽い**ブシラミン**（抗リウマチ薬・リマチル）や**ロキソプロフェン**（ロキソニン）などの痛み止め（非ステロイド抗炎症薬・ＮＳＡＩＤ）でも同様の効果が得られることも多数経験しました。つまり、命のリスクを伴うＭＴＸを使わなければならないほど、リウマチの活動性が高かったケースが意外と少なかったためと思われます。それほどＭＴＸを処方するのが流行っていたのです。現在も変わっていませ

ん。MTXがよく効いている人もおられると思いますが、効果が思わしくない人で、炎症が乏しい場合には、MTXを中止してみてはいかがでしょう。ものすごく元気になられた方もおられましたから。

◉効果はあるが、依存性と副作用が強いステロイド剤

もう一つ問題の薬は、厄介なステロイド剤です。これも炎症を抑える強力な効果がありますが、長期に服用すると骨が溶けたり変形したりしやすい副作用があり、しかも依存性があるため、急に止めるのはリスクがあるので、少しずつ止めてもらいます。**リウマトレックスを中止し、ステロイドも離脱する、**これが新薬に出会うまでにやってきた私の治療です。他の医師は、簡単にステロイドを処方しますが、減量は出来ても、中止する術《すべ》をもっていない医師が大半です。これは**犯罪に近い行為だと医師たちは気づかなければなりません。ステロイドを離脱**するには、**患者さんにつよい意志と多大な労力が必要**なのですから。簡単に初診からステロイドを処方する医師がなんと多いことか。本当に嘆かわしいことです。

また、患者さんが処方されて服用されている薬には、不要な薬がたくさんあるので、私の治療は、多くの薬が処方されているなかで、必要なものだけ選別し、大半の薬を止めてもらうことから始まります。そんな治療をやってきましたので、ずいぶん前から**「薬を使わない医者」**と言われてきました。実際は、必要な薬だけは使って効果的な治療を心がけていたのですが、これはこれなりに、ずっと成果を上げてきました。

◉従来のリウマチ医療の常識を覆す驚異的な治療法との出会い

ところが、従来のリウマチ医療の在り方を根底から覆す、驚くべき画期的な治療法に出会うチャンスがありました。

そのきっかけは、四年ほど前（二〇〇九年）に遡ります。以前より通院加療されているある男性患者さんから、最近認可されたリウマチの新薬についての情報をいただいたことが始まりです。それは新聞の記事であったかもしれません。その時大きな興味が沸いたことは確かです。「リウマチが治る薬が、いつかできるはずだ」というのが三十年抱き続けてきた、私の願いでしたから。それで、新しい薬が発売されるたびに、何度も何度も期待をかけましたが、ことごとく裏切られ続けてきたのも事実です。ですから新薬については、期待も半分以下で、懐疑的でもありました。そしてそのうち、その新薬のことを忘れていました。

ある日、どんな薬も効かずリウマチに苦しんでおられた男性（59歳、ビジネスマン）を、何とか少しでも、痛みを軽減する治療法はないかと悩んでいる時、あの新薬のことを思い出し、「効くかもしれない薬があるかも」と話しをしました。もし、この新薬がMTXを併用する必要があるものなら、私はそれを思い出しても口に出すことはなかったでしょうが、この新薬はMTX併用の必要がないという大きな特徴があり、どんな薬も効かなければ、この新薬しかないかもしれないと、その時思ったのです。

しかし正直、新薬を私が処方するつもりはありませんでした。薬が新しければそれだけ**医療のリスク**は高く、**患者さんの生命にかかわり**、しかも治療する私にも、当然ながら医師生命が重くのしかかります。今、主流でどこの医院でも処方されているMTXですら、人の命にかかわる副作用があったために、止むなく処方を中止致しました。それで新薬の処方は、当然ながらリスクへの対応が万全な大きな病院をおすすめしました。ところが、Hさんは私のクリニックでの治療を強く望まれたので、とりあえず、製薬会社から新薬の詳細な情報を得ることにしました。

製薬会社の資料では、新薬は**80〜90％の改善効果**があり、**MTX併用の必要がない**ものだと言うことが分かりました。私がこの新薬に興味を持ったのは、繰り返しますが、MTXを必要としないという点でした。「リスクの大きい薬は使えない」という当院の方針を説明し、処方をお断りしようとしました。ところがHさんは「ここで治療を受けたい。どんな副作用が出てもかまわないので、やって欲しい」と言い張りました。「それほどの決意なら、私も真剣にとりくもう」と腹をくくりました。一〜二回やって効果がなければやめてもらおうと思い、最大の注意を払って、トライすることにしました。

私は新しい薬には慎重なタイプです。新薬には、厚生労働省で認可されたとはいえ、どんな副作用が出るか分かりません。治療の実績が少ないわけですから、万一のことがあっ

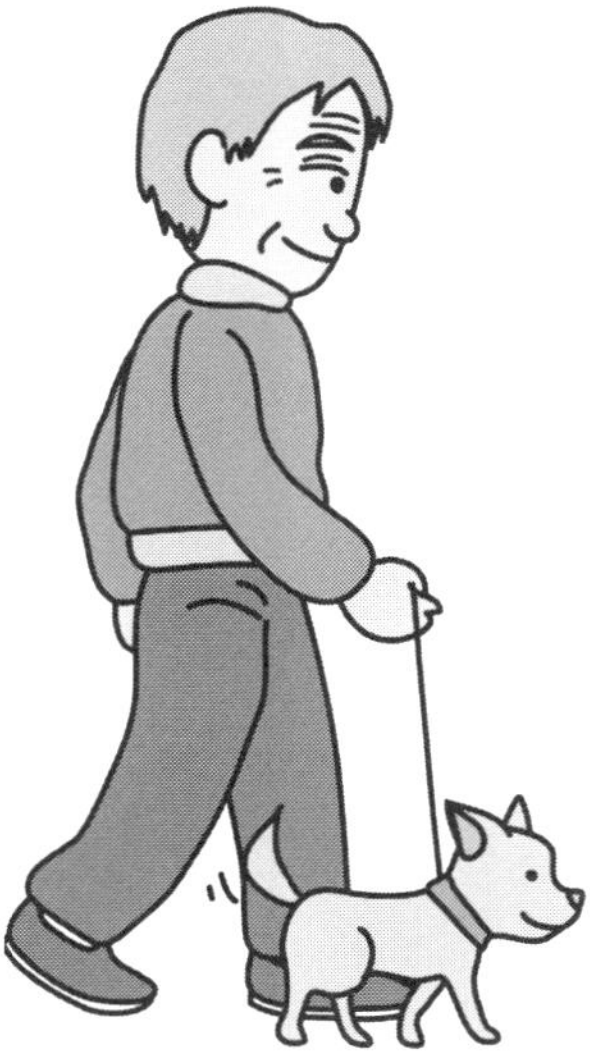

たら、当然私の医師としての責任は重大です。しかし副作用のことばかり気にしていては、これまた医療は成り立ちません。患者さんのよくなるチャンスを失わせるかもしれないのです。私も患者さんたちが早く治って元気になって欲しいので、この仕事をずっとやってきたのです。しかし、私はたいへん重い責任を感じながらも、どこかでこの新薬への淡い期待が、この時すでに生じていたのかもしれません。

◉最初の新薬治療の効果……CRPマイナス、MMP-3激減、リンパ球アップ、アルブミンアップ

新薬については、製薬会社から情報をとって十分に調べました。それでもリスクが減るわけではないので、新薬治療をお断りしようとしたのですが、患者さんの要望が強かったために、しかたなくまず一回だけ、治療をしてみることにしました。二〇一〇年の十二月のことでした。

私は、新薬の治療はこれっきり、この患者さんだけにしようと決めていました。が、私も医者なので、その経過がどうなるのか、製薬会社の説明のように良くなるのかどう

か、たいへん興味もありました。しかし三十年間、「新薬がリウマチを治してくれる」という期待がことごとく裏切られてきたため、大きな期待は初めからもっていなかったのです。

はたしてその結果は、目も疑う驚くべきものでした。新薬の治療から一か月半経過した時の血液検査では、何と**CRP（炎症反応）がマイナス**になり、**MMP－3（関節破壊）が低下**し、**リンパ球（免疫）が増加**して、**関節が痛いという症状が消え**ていました。これらは、製薬会社の効果の説明どおりだったのです。しかも、患者のHさんは、驚くほど元気に回復されていたのです。そして二回目の治療が終わった時、Hさんは私にこういいました。

「先生、みなさんに使ってあげてください。こんないい薬を使わないなんて、罪ですよ」

私はHさんに言われたことが、その時ズシリと心に残りました。それでも新薬の効果を「この患者さんだけ特別に効いたのだろう」と限定的に考えていました。それに、「何か副作用があるはず、効く薬ほど副作用は強いはず」と、その時は慎重に考えていたのです（しかしその後もHさんには副作用は見られず、それはなによりのことで安心しました。確かに驚くほど効いた新薬ですが、このことは、これだけとして私はこの薬を他の患者さんに使うつもりは全くありませんでした）。

ちょうどそのあと、突然二人の患者さんが揃って診察している私のところに来て、「ぜひ私にも新薬の治療をしてください」と、たいへんな剣幕で迫ってこられたのです。二回目の治療のあと、Hさんが当院の仲間の患者さん二人に新薬で改善した体験を話したようです。そのお一人が八十歳を越えた高齢の男性SKさん、もうお一人が関節破壊が進行して関節が変形し、人工関節の手術を三回も（その後もう一回）されている女性のYHさん（五十歳）でした。

しかし私は気がすすみませんでした。何とか「断れる理由は?」と考え、その場は「検討してみましょう」と言いました。でも気が進まない私は、一人の方が高齢なので製薬会社に年齢制限について聞いてみました。しかしこの新薬は高齢者でも使用できるとのことで、断る理由が見つかりませんでした。そのため、新薬治療を望まれるそのたいへんな勢いに呑み込まれ、お二人の患者さんにも新薬で治療することになりました。そしてそれは、驚くべき効果を引き起しました。こうして少し曇ってきていた私の眼《まなこ》が、パッと開くことになりました。

お二人（ＳＫさんとＹＨさん）の治療経過と体験を、次ページからご紹介します。

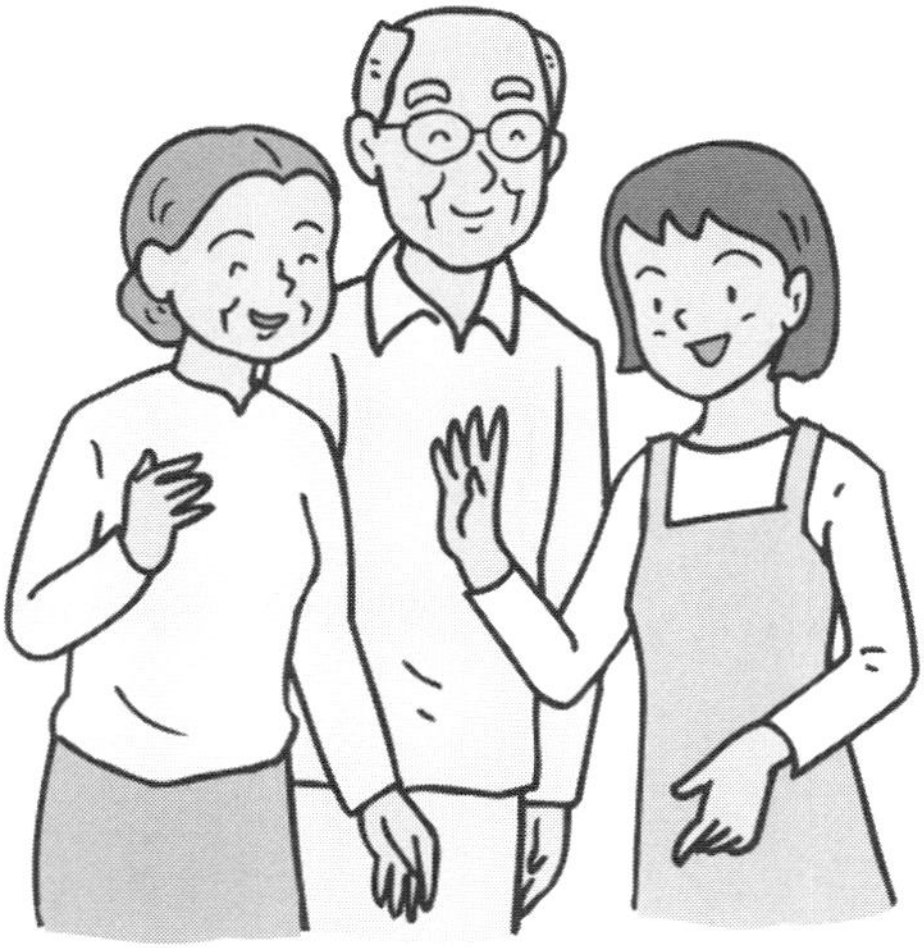

リウマチの進行が完全にストップ、血液検査は健康な人と同じです

SKさん（男性、八十二歳）

◉一、二か月で尺側偏位《しゃくそくへんい》になってしまった手指

リウマチの症状が出たのは平成十一年、七十歳前後のころです。人間ドックでCRP（炎症反応）が陽性とわかり、抗リウマチ薬や痛み止めを飲み始めました。近医で改善しなかったため、リウマチ専門の篠原先生のクリニックに転院しました。数年経過するとCRPの数値が上がり、抗リウマチ薬のリウマトレックスの服用を試してみましたがあまり効果がなく、翌年には左膝の屈伸が容易でなくなって痛み、自分の考えで整形外科で局部注射をしてもらうよ

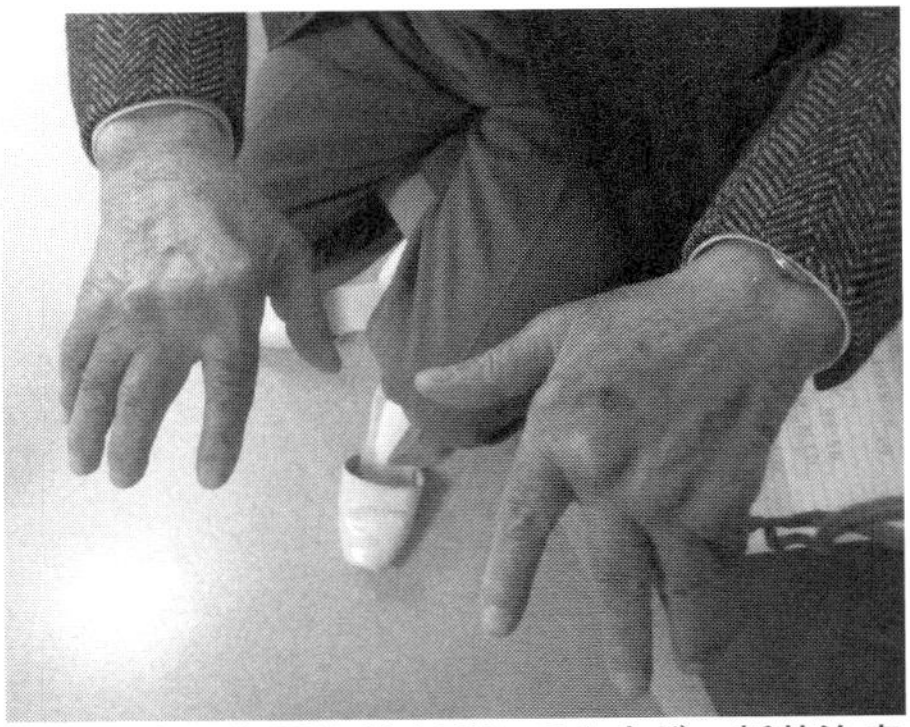

このように指関節が変形してますが、新薬治療後は痛みがなりなりました。

うになりました。

それからさらに一年も経過すると、今度は右手指がこわばって変形しかかり、リウマトレックスを中止されたのと重なり、痛みも強くなり、翌年（平成二十年）には少量のステロイドの服用をお願いしましたが、一～二カ月で右手指は、リウマチ特有の指が全て外側を向く尺側偏位という状態に変形してしまいました。さらに一年すると、こんどは左の手指がいつの間にか尺側偏位になりました。

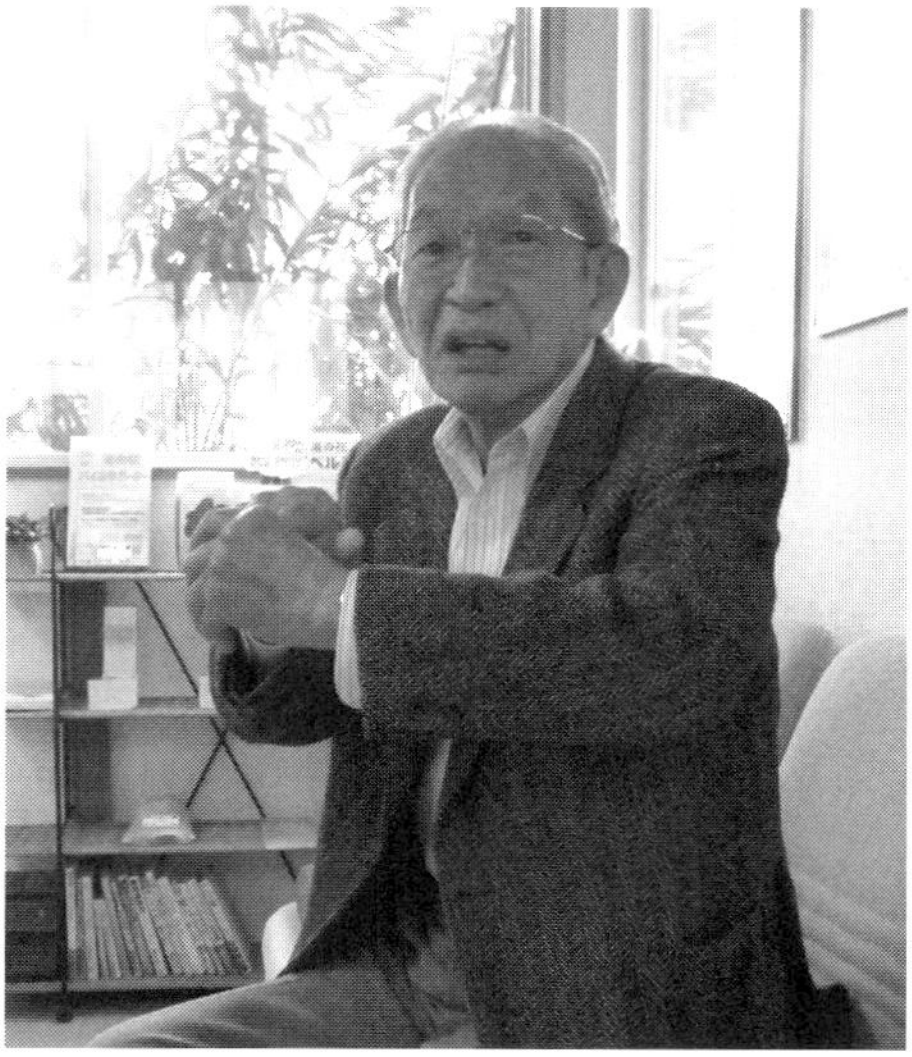

その間に、痛む左膝の手術を予定したり、左顎にキシミ音がしていました。大学病院を受診していた頃のことです。

先生のところで知り合った、Hさんという体格の良い患者さんがいらっしゃったのですが、その方から、ここで初めて最近認可された新しいリウマチ薬の治療をしてもらい、その結果がたいへんに良いという話しを聞きました。

先生は、ほかのお医者さんとは違い、できるだけ薬を使わない治療をします。とくに、他医院ではどこでも使っている主要なリウマトレックスや生物学的製剤などは、処方されません。そのため、この新薬の治療にも、先生ご自身がたいへん慎重だったそうで、患者Hさんのたっての希望があって、処方をする覚悟を決められた経緯がありました。しかしその結果、先生ご自身も驚くほどの改善効果がすぐに現われ、Hさんはたちまち劇的に元気になりました。その経過を見ていた私は、同じ患者仲間のYHさんといっしょに、すぐに先生に新薬の治療をお願いしました。

先生には新薬の治療には躊躇があったようです。どんな副作用があるか新薬には命のリスクがあったからでしょうが、私は最初に治療されたHさんが驚異的に改善された現実には大きな希望が見えたので、何とか強引に先生に治療をお願いすることにしました。

◉治療後……ガラリと改善した血液検査結果

目に見えて変化があったのは、血液検査の結果です。この新薬の治療では、すぐCR

Pがマイナスになりました。改善効果の秘密がそこにあるようです。これは、どの患者さんの場合も同様で、治療後二週間後の血液検査でCRPはみなさんマイナスになると聞きました。つまり炎症反応が消えてしまうわけですね。医学的な説明は先生にお譲りしますが、私の場合もう一つ注目したのが、MMP－3（関節破壊）です。すでに新薬治療を十六回行いましたが、MMP－3は、治療前は466もあったのに、治療を開始するとすぐに半分以下に下がり、数回後には100前

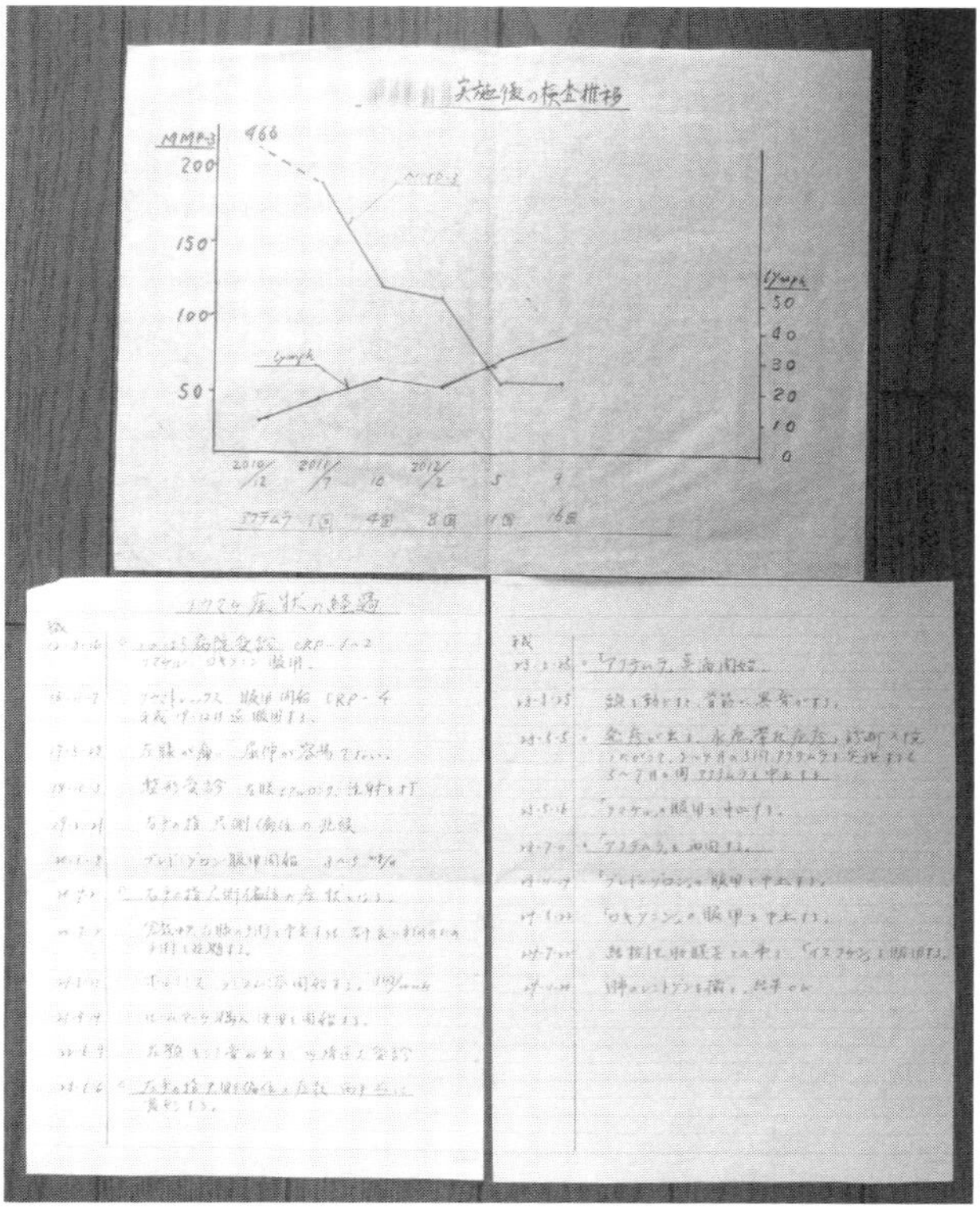

上のグラフで右に急下降しているのがMMP-3、下から右に上昇しているのがリンパ球の検査数値。下は経過メモ。ＳＫ氏制作。

後、そして十一回後には50前後まで低下したのです。すでに関節の内部では正常化しつつあるということが言えます。

もう一つ注目したのが、いつも先生から指摘されているリンパ球です。白血球のリンパ球はリウマチでは免疫異常で低下するのが通常と言われますが、私の場合も新薬治療前は10前後で異常値でした。しかし治療後は、リンパ球の値が上がりだし、すぐに正常値になりました。治療八回目からもリンパ球はさらに上昇しています。

私は新薬治療による血液検査の結果の中から、ＭＭＰ－３とリンパ球の変化をグラフにしてみました。

ＭＭＰ－３が劇的に低下しているので、患部のなかの関節破壊がほとんどなくなったと言えるでしょうし、リンパ球が高まったので免疫力が上がり、感染症のリスクが減ったと言えるでしょう。また先生からは「痛みが消失し、リラックス出来るようになりましたね」とも言われています。

新薬治療を開始してから、数回ほどで、これまで使っていた抗リウマチ薬や痛み止めが必要なくなりました。ステロイドもだんだんと少なくして中止できました。今では寛解コースで使う新薬のみで、リウマチで一般に使われている薬剤は使用していません。それが、血液検査の正常な結果に現われているのかもしれません。ただ、血液検査が劇的に改善されてはいますが、自覚症状では筋力の衰えのためか、ときどき左膝が痛むので、止むなく一時的に痛み止めを使うことがあります。

◉副作用か？ 帯状疱疹（ヘルペス）発症して新薬治療を二か月休止

ところでやっぱり気になるのは、新薬の副作用です。製薬会社に薬剤なので、副作用がなにかあるはずです。製薬会社には、隠れていた肺結核が現われるとか、帯状疱疹などの可能性があるとありましたが、私の場合、新薬の治療後数回目ごろでしたが、腹部にヘルペスが発症しました。その少し前に家内がヘルペスになり、自分もなるのではと心配していたのです。これは副作用ではないかという

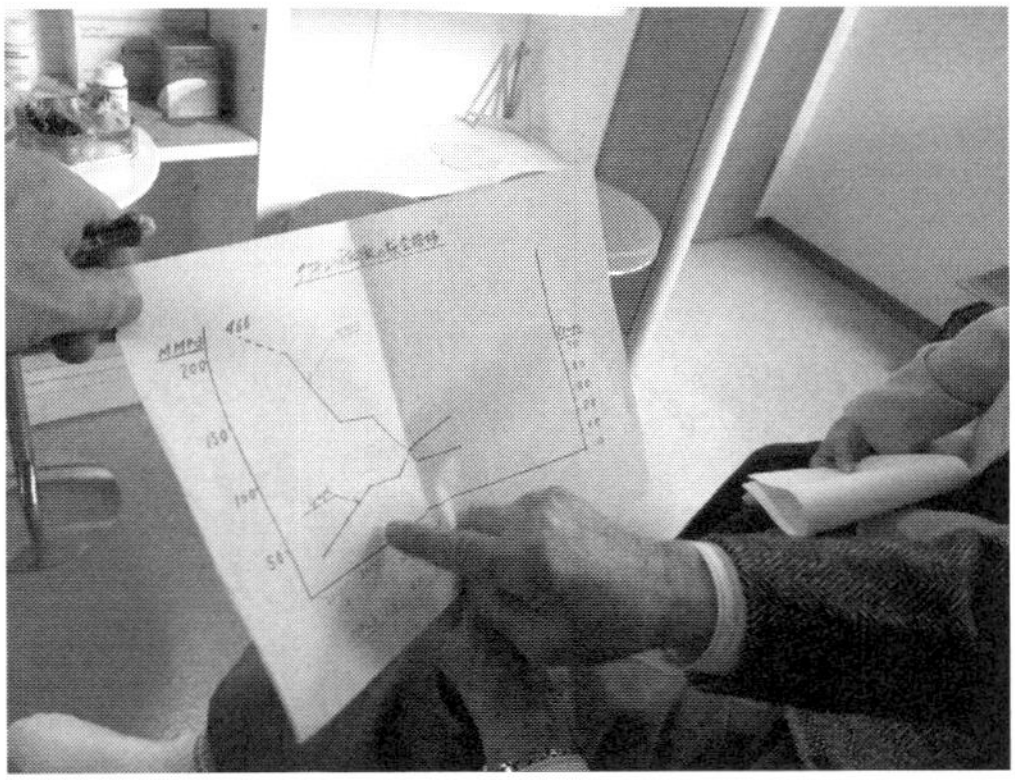

グラフの MMP-3、リンパ球の検査数値が並行になった時の 2 か月間が新薬治療を休んだところ。

のが先生の見立てでした。そのため二か月間ほど、ヘルペスの治療に専念し、リウマチ新薬の治療を休むように先生から指示がありました。

二か月間新薬治療を休止した経過をご説明します。

一か月目の血液検査では、新薬治療効果がそのままで問題はありませんでした。ところが二か月目の血液検査では、ＣＲＰの上昇が認められました。さらに新薬治療をしないまま放置すると、ＣＲＰは治療前の（4+）～（5+）程度まで上昇し、治療前に戻ったように感じられました。ヘルペスの治療が終わり身体も安定したので、再び新薬の治療を再開して欲しいとお願いし、治療を受けました。

その結果、血液検査がどんどん改善して行きました。その新薬を中止した二か月間の経過も踏まえ、グラフを作りましたので、中止していた期間に、ＭＭＰ－3、リンパ球とも若干の上下変動がありました。新薬の効果が確実にあることがよく分かると思います。

◉八十二歳、人生を謳歌する

自覚症状としては、椅子から立ち上がるのが軽くなったり、（膝が悪いので）けっしてスタスタとは歩けませんが、身体がよく動くようになったとは思います。家族や周りの人が、歩く姿が格段に良くなったとよく言ってくれます。

自分で一番変わったと思うのは、気持ちです。もともとが明るいタイプと自負していますが、治療後はとても快活になって、もう明日で八十二歳になるのですが、またゴルフクラブを握ってラウンドしてみたいという希望が沸き、人生をもっと楽しもうという意欲が出てきています。欲を言えば、両手に尺側偏位が現われる前に、新薬を処方してもらいたかったですが、とにかく新薬治療を始めてからは、リウマチの進行が確実に止まり、血液検査が健常者と変わらないほどに改善し、抗リウマチ薬やステロイドなどリスクのある薬の必要がなくなりました。これはたいへんなメリットと思います。

すでに八十歳を越えてはいますが、これからの人生がいっそう楽しく感じられるようになりました。リウマチ寛解コースのおかげですが、なによりもいつも元気を与えてくれる先生のおかげかもしれません。先生はいつも明るく楽しく話しができ、とても気が合うので大好きです。これからもよろしくお願いいたします。

関節破壊で人工関節、杖が必要だったのに犬と小走りができるほど劇的に元気になりました

ＹＨさん（女性、五十歳）

◉生物学的製剤二度目の治療で強いショック症状が

足や手が痛いと思うようになったのは、四十歳になったときでした。母がリウマチだったので、自分もそうかと思い、病院に行くとリウマチ反応があり、症状はどんどん悪化して、全身に痛みとダルさを感じるようになり、夜は痛みで眠れず、立ち上がるのもやっと、歩くのもノッシノッシとたいへんなくらいになってしまいました。

精神的な面での気持ちは落ち込みがひどく、うつ病に近い状態だったと思います。というのは、治療をしても悪くなる一方であり、そのときのお医者さんからは生きる希望につながる言葉などがまったくなかったからです。

とくにひどい状態になったのは、数年くらい前のことです。そのため、リウマトレッ

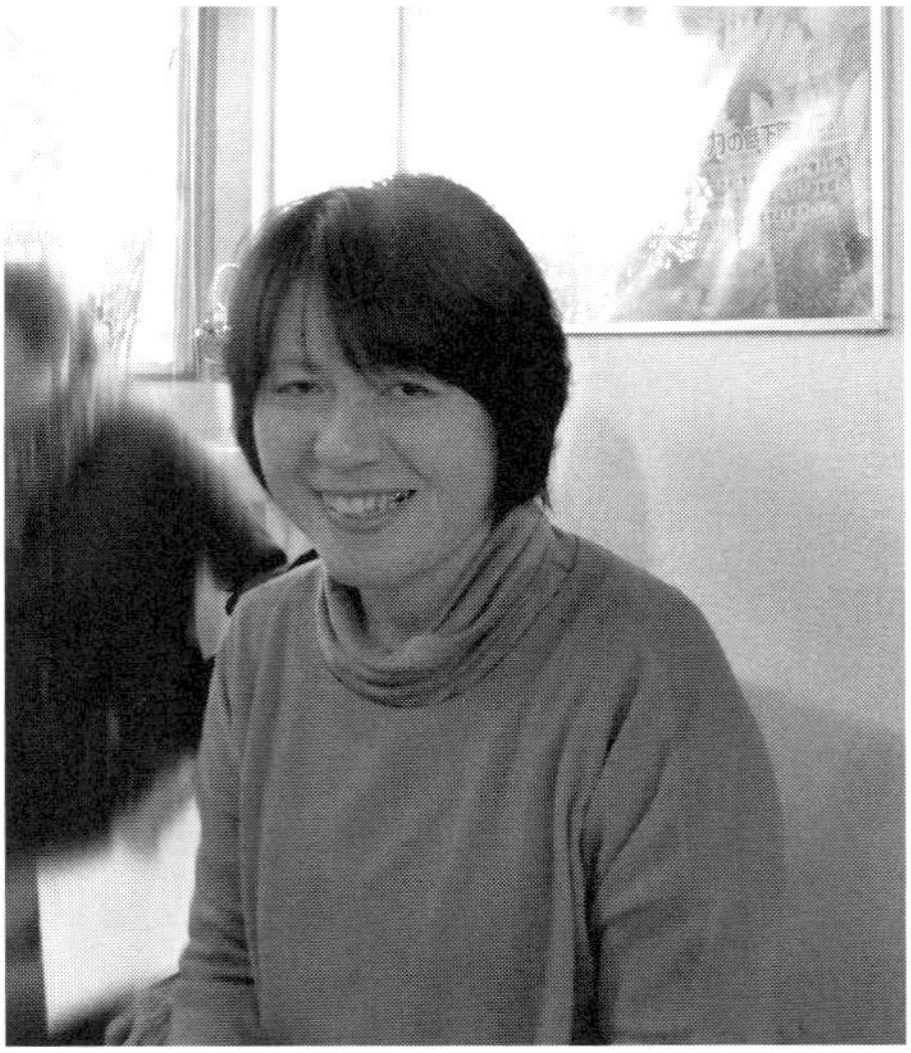

クスとステロイド（5㎎）が処方され治療をしてきました。あるときに、当時の新薬、生物学的製剤が効くというのですすめられ、治療を試みました。一度目の治療では身体が軽くなり、効いたと感じました。これはよいかもしれないと二度目の治療を受けたときです。なんと、私の身体にショック症状が出てしまったのです。この製剤は今のリウマチ治療でよく使われている主要な生物学的製剤と聞いていますが、自己抗体を作りやすいので、回数を重ねると改善効果がなくなることがあると聞いていました。私の場合には、その症状が二度目で現れ、アレルギーが出てしまったのでしょう。この薬は、自己抗体を抑えるために、強い免疫抑制剤リウマトレックスの併用が必要でした。担当の先生は若くて一生懸命な方だったのですが、治療の経験が少なかったために、私の場合はうまく行かなかったのかもしれません。

◉関節破壊が進行して三カ所の関節は手術でチタンが

そんな怖い経験をしているころ、同僚がテレビにリウマチ治療の名医として出演された篠原先生のことを知り、インターネットのホームページで調べて、そこに書かれた先生のメッセージが素晴らしかったので、少し遠かったにもかかわらず受診してみることにしました。数年前ですから、まだ先生は今の新薬の治療をされておりませんでした。当時の先生の治療方針は、リスクのある薬を止めることのようで、私の場合は、リウマトレックスは必要がないというので止めて、ステロイドだけで治療することになりました。

すでにそのころは、手も足も変形がひどく、関節破壊が進行してしまったところから順に人工関節に変える手術を始めてもいました。私の関節は、今三カ所にチタンが使われています。リウマチの症状はというと相変わらずで、すでにかなり進んでいたので仕方がないですが

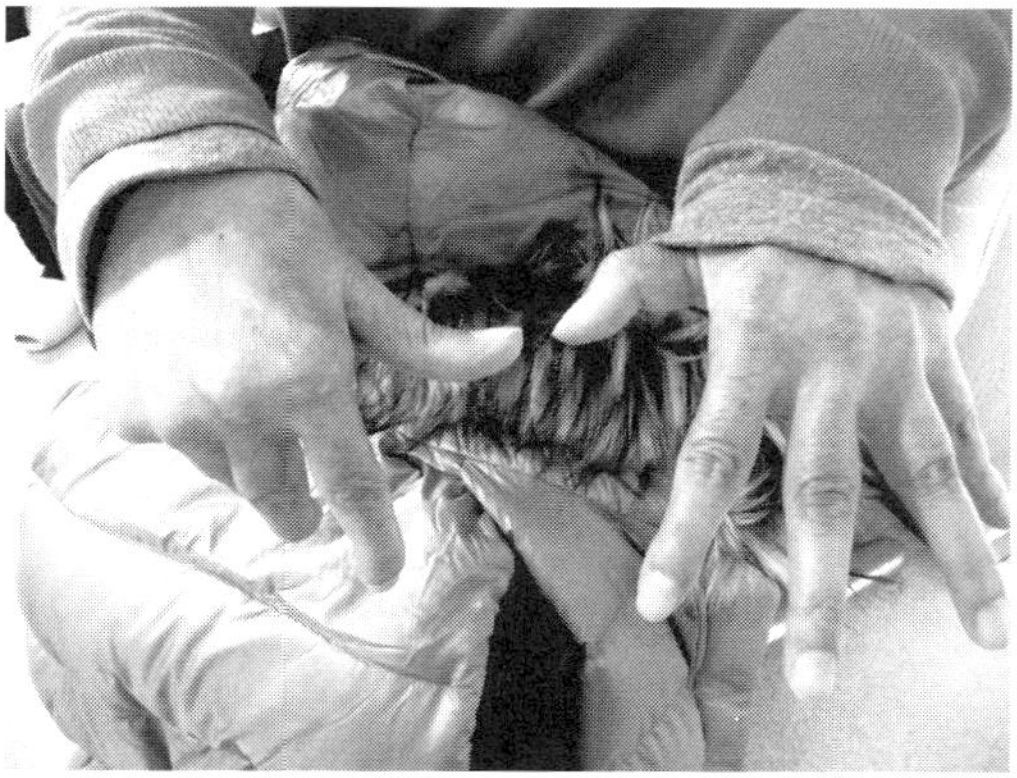

全身に関節破壊が進み、手指の変形もひどいが、新薬治療後は痛みはなくなっている。

改善の兆しはなく、気分は落ちこんで家ではごろごろするだけでした。そんな状態が続いていたある日、確か二年ほど前のことですが、先生の医院でときどき合う患者仲間のHさんから、新薬の処方で劇的に症状が改善したという話しを聞きました。

◉新薬治療を最初に行なった方から聞いた劇的な改善効果

新薬というと、私は前にショック症状が出たことで怖いという面もありましたが、Hさんの話しでは驚異的に効いたというので、私はすぐに処方をしてもらいたくなりました。ちょうどそのとき患者仲間のSKさんもいっしょだったので、すぐに二人で、先生のデスクに迫って新薬の処方を懇願しました。

Hさんから聞いたことですが、彼は先生にいつも良く効く薬を使って欲しいとお願いしていた方でした。先生は、Hさんのたっての依頼でこの新薬の治療を最初に処方されたそうです。お医者様にとって、新薬の処方には医師生命をかけた命がけのリスクがあり、たいへんなことだということはよく理解できます。そのため、先生は新薬の治療を他にするつもりは全くなかったそうです。先生にとっては、その新薬はたまたま著しい改善効果が出ただけで、どんなリスクがあるかわからない薬だったからだと思えました。

そのへんの事情は分かりましたが、やはりリウマチで毎日苦しい思いをし、しかも一生治る可能性がないという病気にかかっている患者の私達にとっては、Hさんの二回目で効いたという驚異的な新薬治療による改善体験は、生きる希望が沸いてくるほどのものでした。私はまったく躊躇なく、ＳＫさんといっしょに、「新薬の処方をしてください」と、先生に半ば強引にお願いしたのです。後に先生は、「ＨさんとＳＫさん、そして私の三人が、新薬の治療を望まなかったなら、新薬治療はしていなかっただろう」とおっしゃいましたが、私としては、とにかく毎日が痛くてつらかったので、そこから逃れたい一心だけでした。

◉治療後……一度目の治療後から杖が不要になり、犬の散歩で小走りも

じつは関節の手術が決まっていたので、お願いをしてから二、三か月ほど遅れましたが、四度目の人工関節の手術を終えてから、新薬の治療を受けました。Ｈさんがおっしゃったように、治療後二週間もするとダルさや痛みがほとんどなくなりました。身体

も軽くなって、びっくりするほど動きやすくなりました。

とくに足が悪かったので、立ち上がるときなどには杖が必要でしたが、何と最初の治療をしたあとから、杖が不要となっていて、それ以来、杖を使わなくなりました。朝も目覚めがよく、腕や肩も可動域が広くなりました。治療前は腕を肩の高さまで上げるのがやっとでしたが、今では頭の上まで上がるようになっています。

家では私が元気になったので、子供が欲しがっていた中型犬を飼うことができるようになりました。ときどき私が散歩に連れていきますが、犬にひっぱられても私も小走りで付いていくことができます。それは新薬の治療前ではまったく想像ができないことでした。一歩足を出すには、唸るほど苦しく歩いていたのですから。リウマチで苦しんでいた私を知っている友人に会うと、ほんとうにみなさんびっくりします。すでに二十回くらい新薬の治療を継続しています。

昔の悪かったころが、今は夢の中の出来事のように思えます。治療前と治療を始めた後では、すべてが劇的にまったく正反対に世界が変わってしまい、今は快適そのものです。

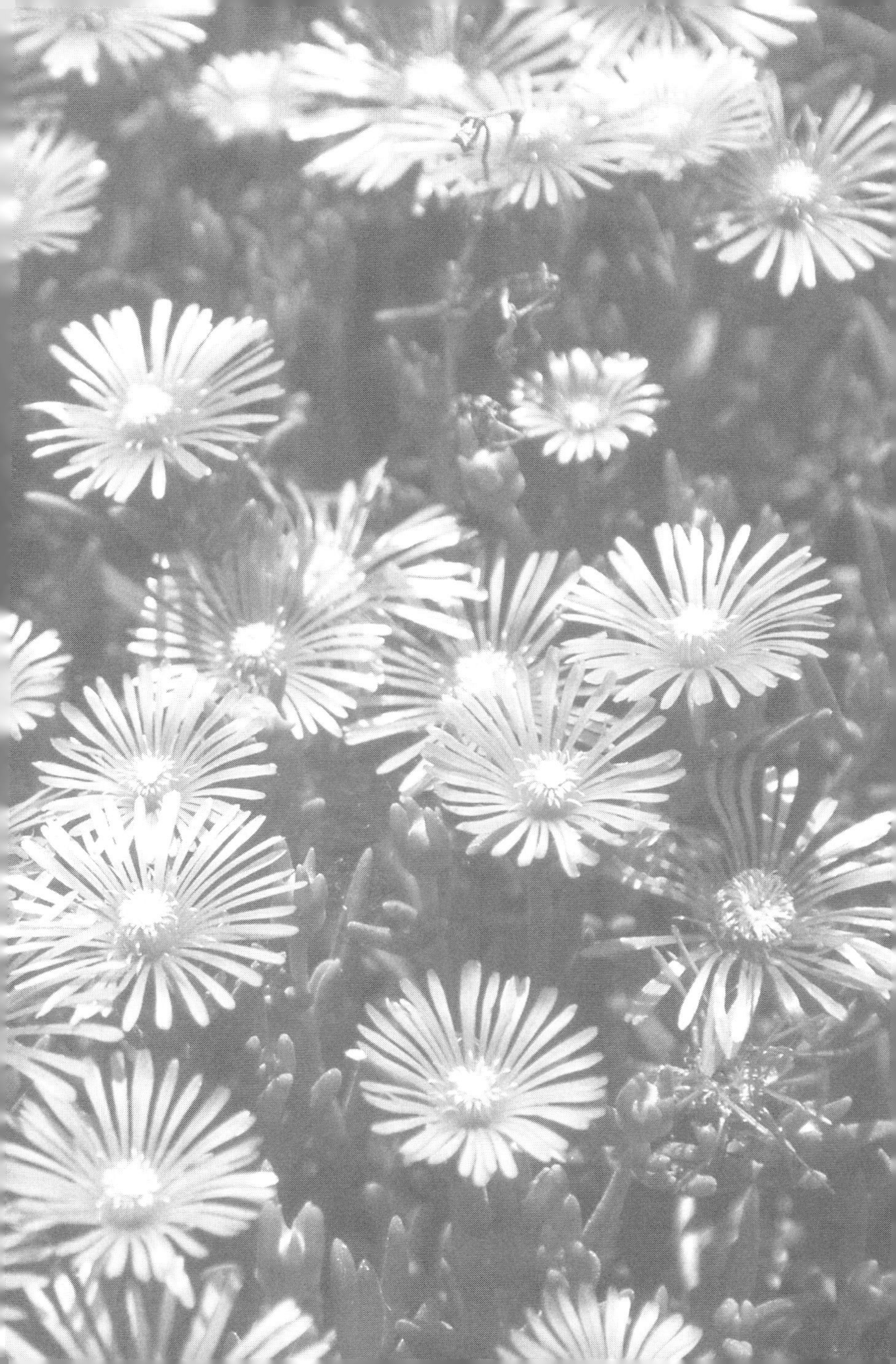

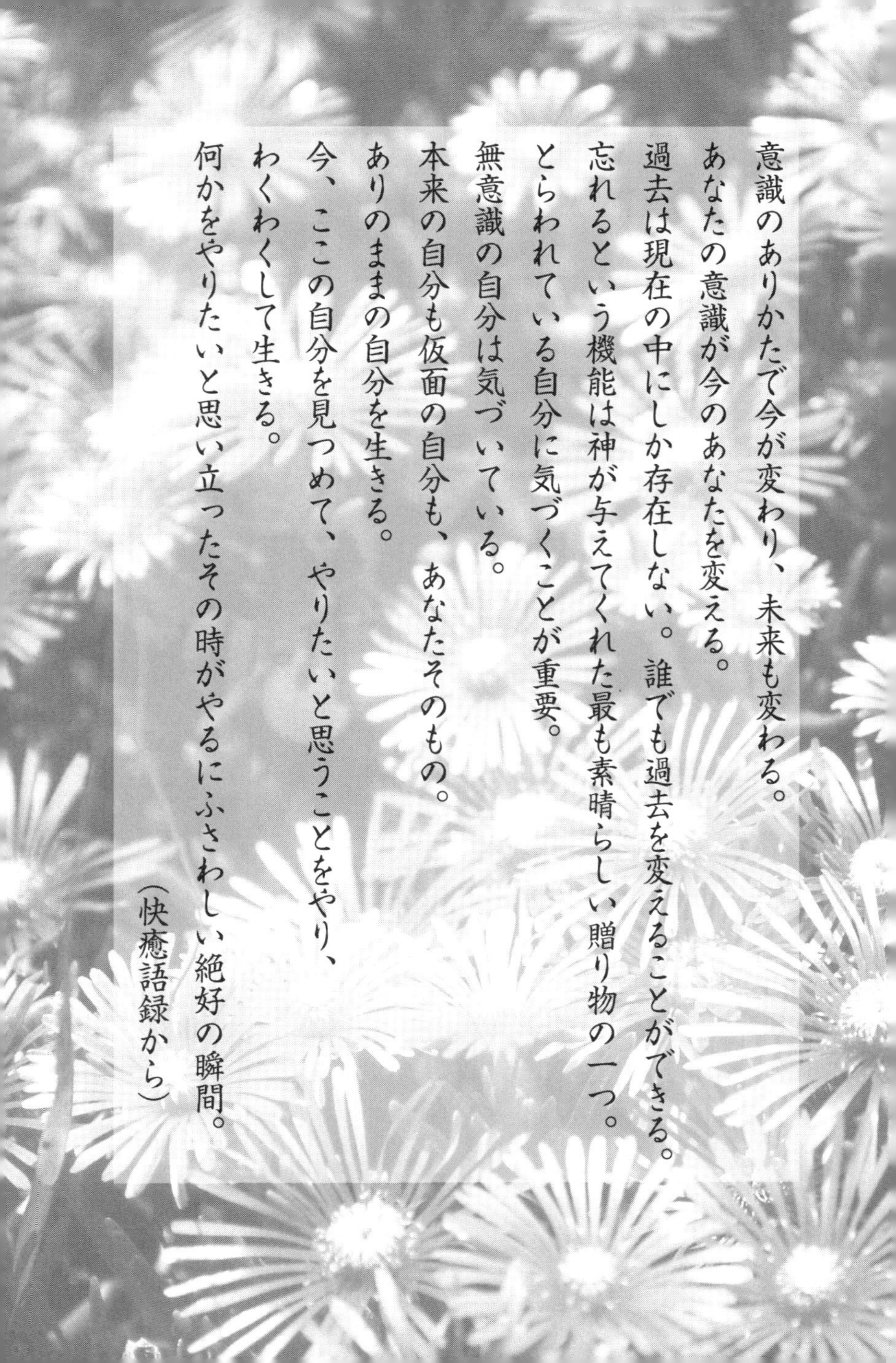

意識のありかたで今が変わり、未来も変わる。
あなたの意識が今のあなたを変える。
過去は現在の中にしか存在しない。誰でも過去を変えることができる。
忘れるという機能は神が与えてくれた最も素晴らしい贈り物の一つ。
とらわれている自分に気づくことが重要。
無意識の自分は気づいている。
本来の自分も仮面の自分も、あなたそのもの。
ありのままの自分を生きる。
今、ここの自分を見つめて、やりたいと思うことをやり、
わくわくして生きる。
何かをやりたいと思い立ったその時がやるにふさわしい絶好の瞬間。

（快癒語録から）

3 100人を越えた改善治療症例

◉改善効果100%、あり得ない新薬の効能

当院で初めて新薬治療をされたHさんの改善報告を聞いて、最初に治療をご希望されたSKさん、YHさん、お二人とも、症状や経過には差がありますが、二度、三度と治療を重ねるにつけ、どんどん元気に改善して行って、変形した関節は戻りはしませんが、これまでのどんな薬や治療でもありえないほどの急激な改善をして、今では二人とも、ほぼ寛解と言っていい状態になりました。

こうして、新薬での治療経過があまりに効き過ぎることに首を傾げつつも、この新薬への興味はどんどん増していきました。

新薬治療を受けた三人の患者さんの改善効果は、**わずか一、二回の治療で血液検査に効果がはっきりとあらわれ**、患者さんの**痛みが短期間で消失**したという実

痛みやこわばりが消えただけじゃない。気分爽快、意欲向上し、生きる活力がみなぎって、みなさんすこぶる元気になられるとは驚きの一言。

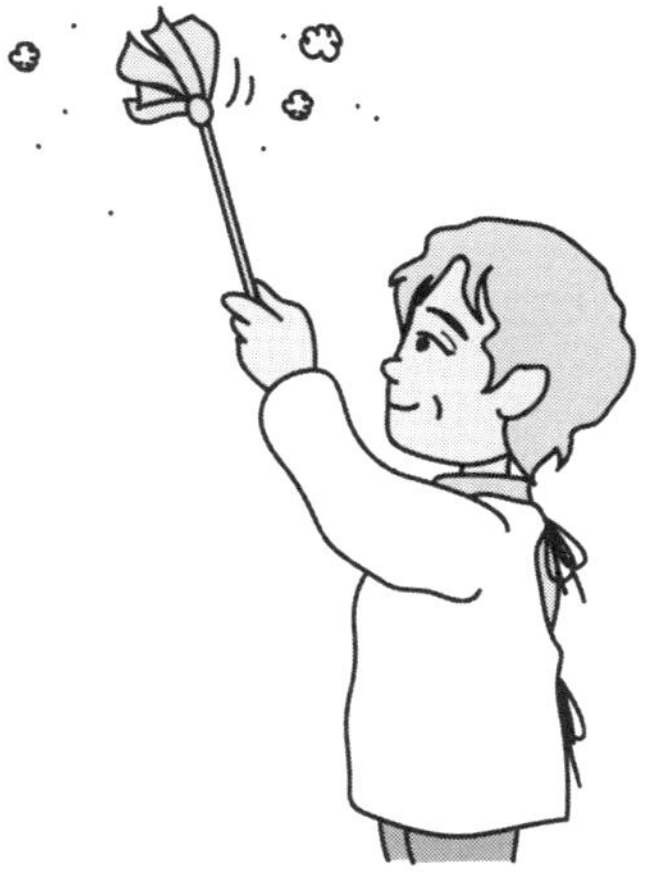

感を裏づけていました。もう一つ驚いたのは、みなさん驚くほど**気分が晴れやかに変わった**という点です。その効果は、これまでの薬ではありえないもので、**薬が100%効いた**と言っても過言ではありません。信じがたいことですが、効能どおり、いえ、それ以上だったのです。私には魔法にかかったように、まさに奇跡を見ているかのようでした。

そんな事実は、瞬く間に患者さん方に伝わりました。次々に**「私にも治療してください」**という方が現れ、私は後に引けなくなりました。しかし内心、心配でいっぱいでした。新薬で何が起こるか、まだ治療症例が少ない新薬です。私の医療現場ではもちろん前例がない治療です。万一のことがあったら、**ご本人とご家族に申し訳が立ちません。**それに私には個人病院を続けてゆく自信が持てなくなります。**新薬治療は医師にとってもまさに命懸け**でした。一人治療するたびに、細心の注意を払って、おそるおそる、まだ見えないリスクを心配しながら、**スタッフと一丸となり、一週間毎に安否を尋ね、経過を注意深く見守ってきました。**そして気づくと、数十人の症例実績ができていました。

その効果は、ほとんどすべての方々に驚くべき改善効果があらわれました。一人も効かないことがなかったのです。新薬治療を受けたすべての方のリウマチは、著しく改善し、ほとんど**寛解した**のではないか、ひょっとすると治ってしまったのではないか、というほどの方まで出てきたのです。

「100%の治癒効果？　そんなバカな。ありえないこと」

私は、自分で治療を行なった新薬100%の治癒効果に内心恐れを抱いていました。製薬会社の説明では、効果は80～90%なのです。普通は10～20%の方に、改善が見られない結果が出れば、この新薬についての説明が納得できます。80～90%の効果でも、それはリウマチ薬としては画期的で驚くべきものと言えるでしょう。ところが、私の行なった治療では短期間にすべての方に著しい改善効果があらわれました。それがなんと100％の治癒だったのです。一年が経過し、誰一人大きな副作用もなく経過してゆきました。しかしその後、二人の方に副作用と考えられる症状も出現しましたが、一時的で大事に至らず治りました。この時大いに安心をしたのを覚えています。

その後、そのお二人も寛解コースの治療を再開し、劇的に改善しています。しかもその後は、懸念された副作用はあらわれていません。

◉副作用なく100％の改善効果が50人続いた驚き

最初、製薬会社の方は、改善効果が現れるまで「六か月は見てください」と言っていたのですが、その**効果は、治療後すぐにあらわれた**のです。血液検査の著しい変化が、それを証明しています。全員に同様の改善に向かう変化があったのです。この事実を私はどう理解したらいいか、ずいぶんと悩みました。たまたま効果のある特殊な患者さんが続いたとは考えられなくなりました。**50人も同じように改善に向かう治療結果**

が出揃ったのです。今までの常識からみて、また私の人生経験からもあり得ない出来事です。一人として効かない人はいなかったのです。この目の前の現実をどう判断していいのか、どう受けとめて良いのか、すぐには答えが出ませんでした。

私の医師経験ではもちろんはじめてのことであり、他でもこんな不思議な話しは聞いたことがありません。インターネットを調べると、新薬としてこの薬の解説や一部の症例が紹介されています。しかし、医療機関の説明では私が治療したほどの改善効果があるとは書かれていません。症例が少ないのか、リスクが高いと考えられていて、医者があえてすすめてはいなかったのです。他の薬で効果がない場合にはこの新薬を試すことができるというような表現がされていました。これらの新薬に対する一般的な見解は、私の医院で起こった新薬の治療効果とは異なっているということが分かりました。

私が最初の50人の治療症例から得たその改善効果がどれほど著しいものかというと、リウマチで寝たきりになっていた人すら、自力で生活できるところまで復活したケースが数症例もありました。その方々やそのご家族は、こぞって「奇跡」とおっしゃっているほどです。繰り返して言いますが、**治癒効果は100%**なのです。**薬としては到**

治療改善効果は100％!!
一人として効かないケースはなし。
一生治らなかったリウマチが、寛解する病気になった。

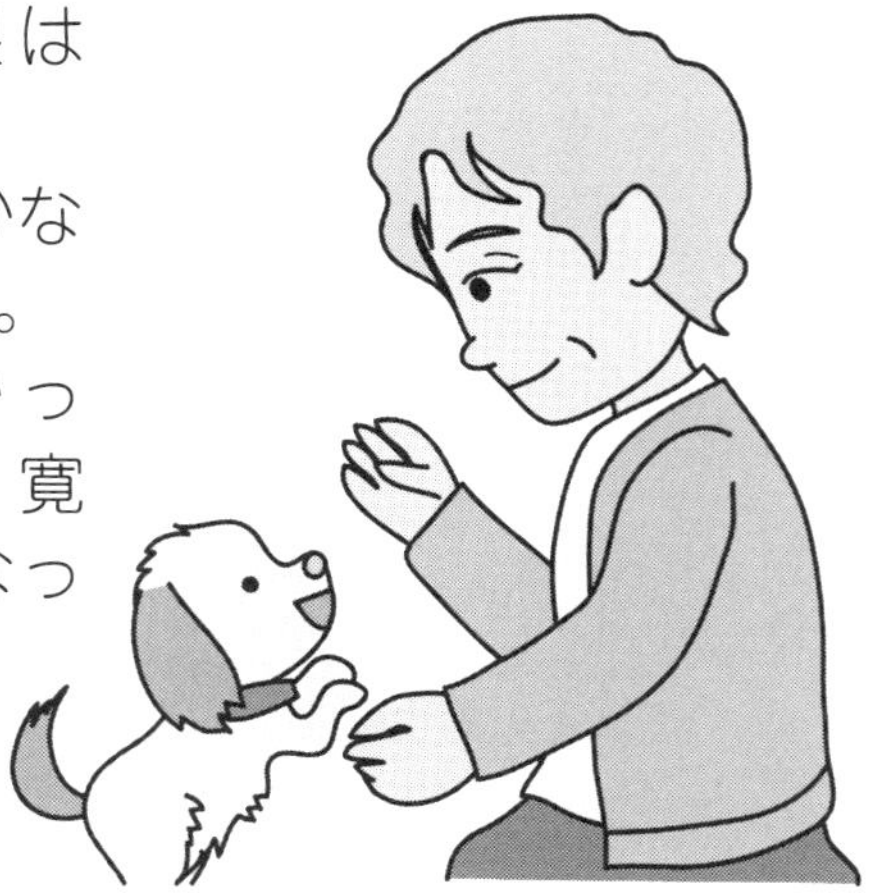

底ありえないことです。一生治らず、発症すると回復が困難な難病と言われてきたリウマチを治す驚くべき薬が、今ここに出現したのです。

私が新薬で最初に治療して驚異的に改善したHさんに、「先生、こんないい薬を使わないなんて、罪ですよ」と言われた一言が忘れられません。医療関係者はきっと信じないでしょうが、**リウマチは、明らかに薬で治る病気**になりました。

後日知ったことですが、この新薬の開発研究をした大阪大学医学部アレルギー科の説明の最後に、「RAは、治らない病気から、的確な診断により積極的に治療を行い、関節破壊を防止していく疾患へと劇的に変貌している」と書かれていました。そしてこの研究者の言葉を裏づける症例を、私は確かに治療の現場で確認しました。

こうして私は、やっとこの新薬による治療に自信と確信を持てるようになり、「リウマチ寛解コース」として開始しました。

◉血液検査で改善効果が一目瞭然

私は、薬や病理の研究者ではありません。医療の現場で、リウマチ患者と接して治療に苦慮している立場です。その、一町医者に過ぎない私の医院で、二年ほどの間に、100人を超える新薬の治療症例が生まれました。そしてその100人全員に、治療後わずか一、二か月で、これまでの**どんな薬や治療法でも果たせなかった明らかな改善効果**が認められました。一つは血液検査で、もう一つは患者さん自身の痛みがない体験で、さらに一緒に生活しているご家族によって、客観的に認められました。

100％の効果――これは、私が医者という立場で初めて体験した、信じがたい事実です。そのため、この信じがたい事実を明らかにして、リウマチという、一生治らない

と医者も匙を投げてきた難病で苦しむ方々に、**リウマチが治る薬が出現した**ことを伝えたい。そのためこの度、実際にこの新薬で治療をして、著しい改善効果を自らの身体で体験された患者さんのご協力を得て、その体験を語っていただき、世に出すことにしたわけです。

「リウマチは治ります」と。

しかし、誤解をしないでいただきたいことがあります。それは、新薬の効果ではありますが、慎重に配慮した治療法をもって、改善効果があらわれたということです。**MTXやステロイドや他の薬剤などを併用**したなら、**改善効果は本当に疑問**です。**感染リスクが増え、生命のリスクを伴う**ことになるかもしれません。ですから、**絶対に安易に、新薬の使用を望まないでください。**薬ですから、使い方を誤れば、また、経過観察をおろそかにすれば、どういうリスクが現れるか、わかりません。

大事なことは、新薬にふさわしい治療です。※**多剤併用は要注意**なのです。

※ただし、ステロイドは徐々に減量し様子を見ながら中止にもってゆくことが肝要です。

曲がらず歩けない膝がスムーズに動いて十歳若がえるほど元気になって走れるまでに

HKさん（男性、七十四歳）

◉栄養失調・低アルブミン血症・両肩と両膝などの関節痛で車イス生活

最初に両手首に痛みが出たのはゴルフをしている時で、平成十六年の四月でした。近医で診てもらうと、リウマチと診断されてリマチルを処方されました。しかし、症状は両足首、両膝、両肩の関節に出現し、痛みに悩んでいたところ、たまたまテレビで篠原先生のことを知り、受診したのは平成十九年の二月だったと思います。

その当時の検査では、ＣＲＰ（5+）、ＲＡ反応（2+）で貧血と低アルブミン血症のため、少量のステロイドとＥＳポリタミンが処方されました。それからは、ステロイドだけは徐々に減量されていき、山歩きができる程度まで回復したので、以降は薬も中断し、通院も中止してしまいました。

ところが、平成二十四年の六月に、体重が減少し、微熱が出はじめ、そのうち両肩、両膝の関節痛に襲われ、近医で再びリウマチと診断されたのです。

しかし近くに専門医がなかったため、前にお世話になった篠原先生の医院を思い出し、再び診てもらいました。そのときは八月になっていて、栄養失調で体力がなく、しかも両膝の自由が利かず車イス生活で、歩くことすらできず息子に介助をしてもらうほどでした。

そこで説明を受けたのは、新薬でしたが、先生のことは信頼していましたので、副作用など気にせずに、すぐに処方をお願いした次第です。

◉治療後……想定外の絶好調で、十歳若返って走れるほど元気に

新薬の治療効果は二週間ほどですべての痛みが和らぎ、動かなかった足もある程度上がるようになるなど改善効果がありました。それから徐々に、両肩、両膝の痛みも、新薬二度目の治療でほぼ消失しました。そのために、鎮痛剤の服用も含めて薬は一切必要なくなり、三度目の治療で生活に困ることはほとんどなくなる状態にまで改善したので

す。

すでに五度目の治療をやっていただきましたが、最初にレントゲンで動かない膝を調べたときには、撮影の時の角度の問題か、関節にゆとりがまったくなく、物理的に動かない困難な状況と診断されていたのですが、治療後は徐々に膝が動くようになり、ただ歩けるだけではなく、今では小走りすることを平気でできるようになっています。

これには先生も首を何度か傾げており、レントゲンの撮影の角度で関節のゆとりが見えなかったのだろうとおっしゃっていますが、驚くほど両膝がスムーズに動くようになってしまいました。

ゴルフもできるようになったのです。まるで十歳若返ったように感じています。今は毎日が絶好調です。ほんとうにリウマチで歩けず、車イスのお世話になっていたほどなのに、まさに想定外の出来事です。

それで、そんな絶好調な私を表現してみたく、先生の前で、走るポーズをとって写真を撮っていただきました。

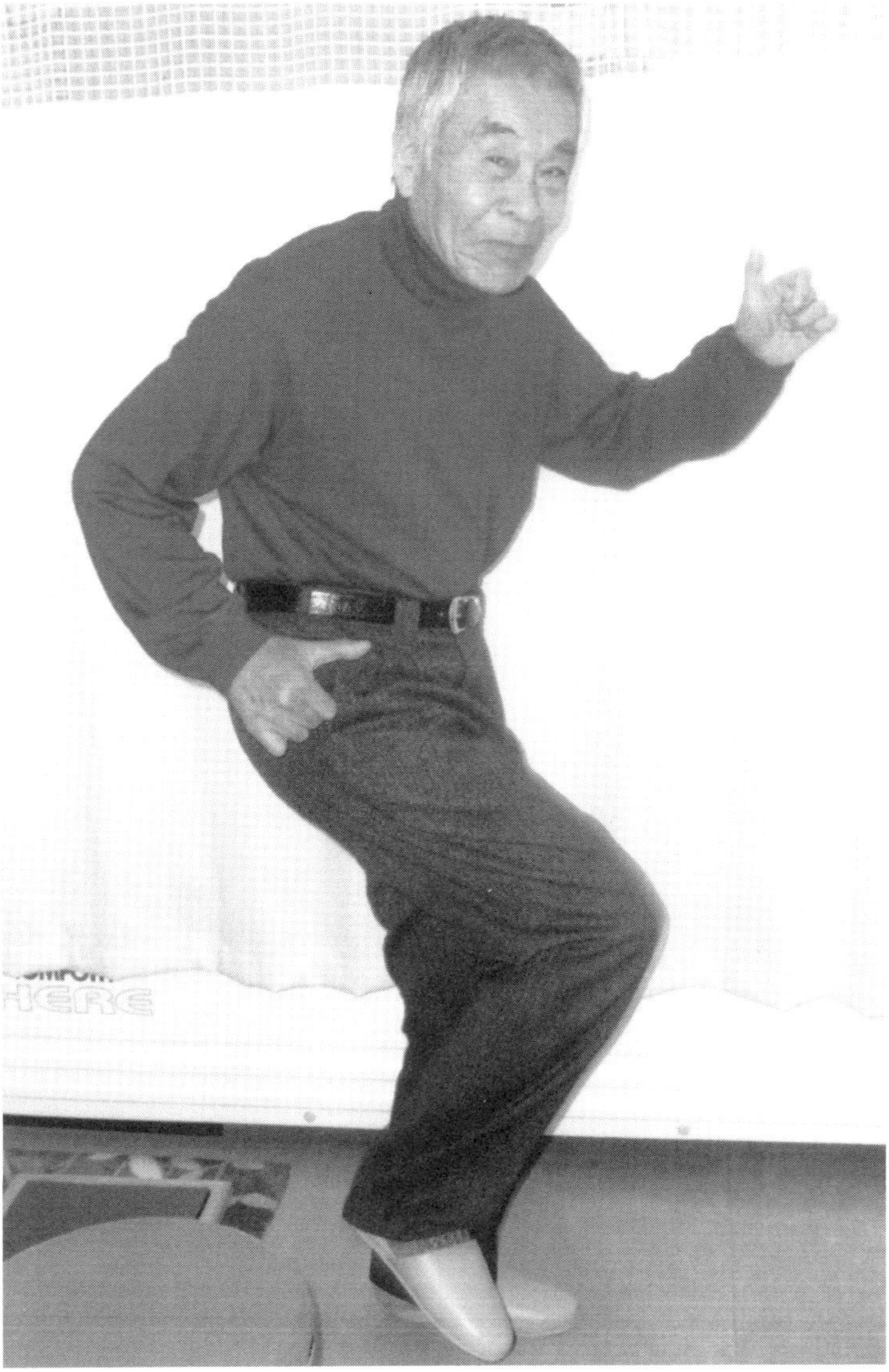

10歳若返り絶好調で走れるほどと、ポーズ。リウマチの面影はどこに？

寛解した関節リウマチ、ステロイドから完全脱却できました

EWさん（女性、六十三歳）

◉ステロイドの副作用で顔も身体もぱんぱんに

症状が最初に出たのは二〇一〇年十一月ごろでした。左手首がひどく痛み出したのです。近くのお医者様を訪ねると、リウマチ反応がみつかり、すぐに両足で立つのも大変なほどになりました。台所仕事でも、包丁が持てないほど不自由になってしまったのです。

翌年には別な病院のリウマチ科で治療を始め、抗リウマチ剤とステロイドを処方されましたが、ステロイド剤の服用は気分が悪く、私の場合は副作用がすぐに出て、身体がぱんぱんにはれていました。ズボンがほとんど入らなくなり、顔がまんまるになってしまったのです。しかも、リウマチの改善の兆しがまったくなく、症状はだんだんと悪くなる一方で、絶望的な気分になりました。CRPは、治療を始めたころは2・7程度で

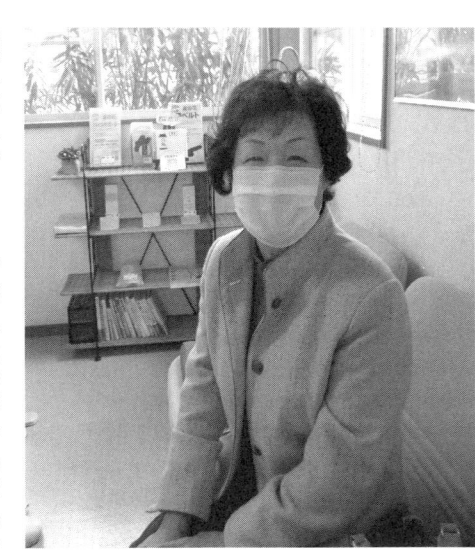

したが、このころは4・0近くになっていました。

自分でどうしたらいいのか、いろいろと本などでリウマチの勉強もし、人のすすめで身体を動かすストレッチの教室などにも通いました。なんとかステロイドを止めたかったのです。

そんなおり、少し遠かったのですが、リウマチ治療で評判の医院があることを聞き、篠原先生のところを訪れたのがその年の十月でした。そのときは自分で車を運転して来たのですが、首が回らず右折や左折ではもたついて、とても迷惑だったかもしれません。医院に着いてから診察室に入るまでも、やっとの思いで身体を引きずっていた状態です。

院内に入ると、「寛解」と書いたビラが張ってあり、目を見張りました。私のような、こんなひどい状態でも寛解することは、そのときは信じられませんでした。とにかく、身体が重く痛いのです。先生には、何とかステロイドを止めたいと相談してみると、「ステロイドは新薬で治療すれば中止できます」とおっしゃったので、にわかには信じがたいことでしたが、すぐに治療をお願いしました。

新薬の処方は、月に一回だけです。新薬で、しかもすでに数十人の症例があり、ほとんどすべての方に、改善効果があると聞き、「自分もよくなる、寛解する」という希望が持てました。

◉治療後……二週間でCRPが消えて身体が軽い

一回めの治療の血液検査が二週間後にありましたが、そこでびっくりするような改善効果が現われました。CRPは、ここに来たときには4・0だったのですが、マイナスになっていて、なんと消えていたのです。しかし、体感は「少し身体が軽くなったかな」という程度で、痛みもあり、お風呂に入って出るときにずっと身体が重く感じていたのも、少し楽になった程度でしたが、治療を数回、つまり数カ月も経過したころになると、なんと身体が楽に軽く動くようになり、また、むくんでいた身体も元に戻りました。

そしてそれは、新薬の治療に際して、従来の抗リウマチ薬は中止しましたが、ステロイドだけはだんだんに少なくしてゆき、数カ月後には、完全に止めることができたこと と、関係があるのかもしれません。

今では、月に一度、新薬を使う以外にリウマチの薬はまったく使用していません。思い切って転院し、新薬治療に踏み切ったのが大正解でした。もし、そこでためらってい て治療を遅らせたら、たぶん手指が変形してきたかもしれません。私の場合は、痛みや苦痛はありましたが、手指などに変形があらわれる前に新薬治療に踏み切り、リウマチによる変形は身体にまったく出ていません。今では先生のクリニックを訪れたことが「運がよかった」と思っています。

おかげさまで、ストレッチ教室では、健常な方よりも身体がよく伸びると先生に言われるほどです。もちろん、少し前までリウマチで身体を痛々しく引きずっていた私を知る人たちが、びっくりするほど元気になった私に驚いています。一番喜んでいるのは、家族かもしれません。

◉ステロイドを止めることができた嬉しさ

これほど効くリウマチの薬があるというのは、まったく驚きです。効くからには、それなりに副作用が心配ですが、私の場合は、その兆候はありません。なんと言っても、血液検査の結果が、ものすごく良くなっているのです。他のどんな薬でも、こんなことはないと聞いているのですが、この薬だけは、特別なのかもしれません。しかも、私だけが特別に効いているのではなく、先生のところで治療をうけた、ほとんどすべての方々が、同様に寛解していると聞いています。

この治療を受けて一番嬉しかったことは、治療を開始する前に、先生から「ステロイドはやめることができます」と、きっぱり言われたことでした。リウマチになると、どこに行っても、どんどん強い薬を処方される一方で、お医者様から治らないというメッセージを受けることが多いので、それが、何か見捨てられているような気もして、心がすさんでくるのですが、先生はいつも明るく冗談も交えて、治る希望を与えてくださいます。そしてほんとうに新薬治療でステロイドを完全に止めることができ、しかも寛解しました。何でも以前のように出来るようになり、日々楽しく過ごしいます。

極度の関節破壊が治まり、周りの人に「どこが悪いの？」と言われるほど元気になりました

SOさん（女性、七十三歳）

◉MMP－3が最悪1000超

六十歳代半ばまで山登りを楽しむほど元気だった私ですが、突然に両膝の関節が痛むようになったのが三年ほど前のことです。近所の整形医に行ったところ、変形性膝関節症と診断されました。そしてそこでは、膝の水を抜く治療をしながら三か月ほど通院しましたが、両膝の痛みは一向に改善せず、先生に相談すると、膠原病かもしれないと言われて何か薬を処方してもらいました。ところが、これを飲むと顔が腫れたり痒くなったり副作用が出て、しかも症状の改善もないためある人の紹介で篠原先生のところに通うことになりました。

最初はここでも、変形性膝関節症と診断されましたが、CRP（炎症反応）が高く、

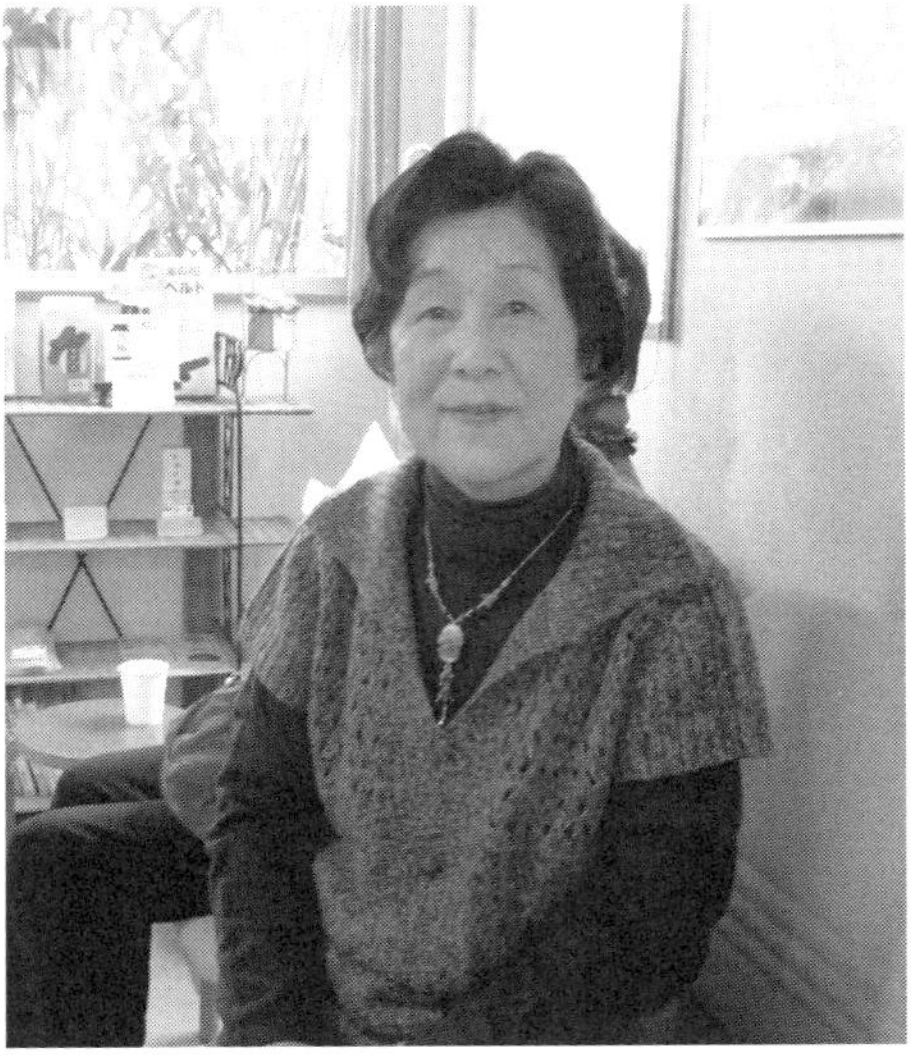

やがて右の手指が変形し、腫れも出現、他の関節の痛みも現われたため、リウマチを合併していると言われ、リウマチの治療が開始されました。当時は、まだ新薬の治療は始まっていませんでしたので、少量のステロイドや痛み止めでの経過をみつつの治療でした。

血液検査では、私は炎症をあらわすＣＲＰが（6+）と高く、しかも関節破壊をあらわすＭＭＰ－３が患者さんの中で一番高くて１０００を越えているとのことでした。しかし、自分としては、それほどの症状はなく、なんとなく痛く、身体が重くてダルイだけでした。

検査結果があまりに悪かったのか、先生はずっと「新薬の効果は期待でき、貧血も関節の破壊の進行も止めることができ、日常生活が楽になりますよ」と言ってくださっていたのですが、最初は副作用が怖く、治療には気が進みませんでした。効くという薬には、大きな副作用・リスクがあるのは当然という考えがどこかにあったからでしょう。しかし、私のリウマチの痛みはなかなか改善しないし、新薬治療も数十人の症例があって、大きな問題や副作用がないとお聞きし、二〇一二年四月になって、ようやくこの新薬の治療に切り替えることにお願いいたしました。

◉治療後……MMP－3の数値が激減

治療直後は、特に変わった感じはありませんでした。痛みが増したわけでも、軽減したわけでもありません。何も起こらないというところでしたが、二週間経って血液検査をするころになると、何となく身体が軽くなったような気がしました。

そして血液検査の結果を知って驚きました。CRPがマイナスになったと同時に、MMP－3の数値も激減していました。それからすでに数カ月、毎月一度、新薬の

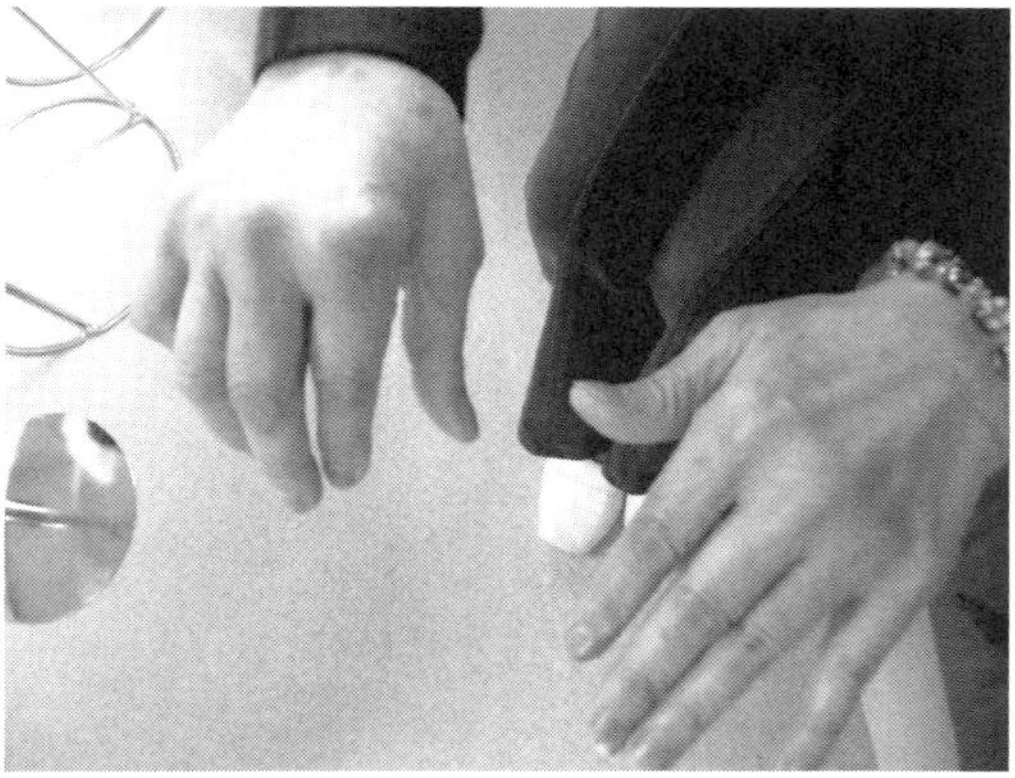

とくに右手くろぶしに腫れが残っているが、痛みや支障はなくなった。

治療を受けていますが、従来のリウマチ薬はすべて不要になり、血液検査は健常者と変わらないレベルにまでなっていて、発症前の元気なころと同じ生活ができるようになりました。

関節破壊がひどかったせいか、膝に水が溜まるようになり、膝が動かしにくくなっていましたが、新薬による治療後は、どちらも消失しました。ただ、軟骨がかなり磨耗してしまい、そのための痛みはあります。また、治療前までに手指が腫れて熱が出ることがありましたが、新薬による治療後は、ほとんどそれもおさまりました。以前の身体とは、今は全く違っています。

心配をしていた副作用の兆候もまったくありません。周りの人から「どこが悪いの？」と聞かれるまで改善しています。治療を始めて数カ月もすると、痛みから解放されたからか、人生を楽しく過ごしたくなって、身体の心配をすることなく旅行を楽しめるようになりました。この治療を受けるまで、少し遠回りしましたが、今では大好きな編み物やパッチワークができるようにもなり、また旅行もいけるようになり、ほんとうに幸せな人生を楽しんでいます。

三十年を越えるリウマチとの付き合い、やっと身体の痛みから解放されました

RKさん（女性、七十歳）

◉三十代半ば、水道の栓もひねれない痛み

リウマチとの付き合いは三十年以上になります。三十代半ば、産後に朝起きると身体がこわばり、台所で水道の栓をひねるにも一苦労するほど。また足が痛くて歩行が辛く一時間も立っていられないほどの状態でした。

その当時はリウマチというと整形外科に通院することがほとんどで、そこで痛み止めなどを処方してもらってなんとかリウマチの痛みと付き合ってきました。仕事もあります。子育てもあります。休んだり寝込んだり出

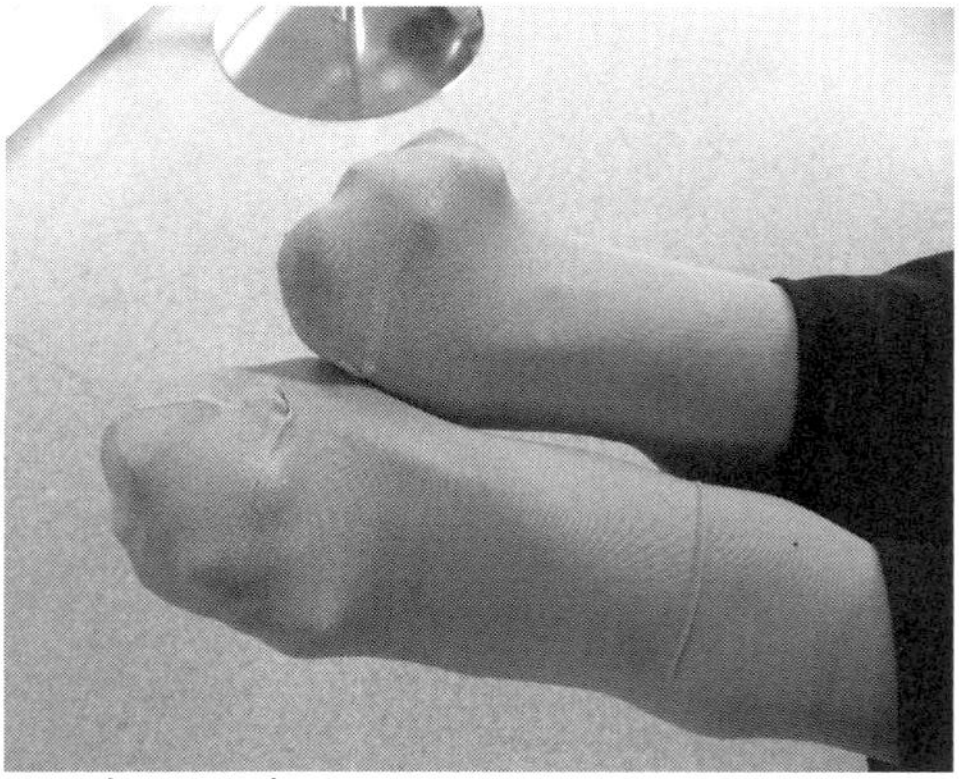

足の痛みから変形。

来せん。一進一退でなんとかやり過ごしてきましたが、数年前、六十歳代半ばに足が変形して足に力が入らないようになりました。手も腫れてきたのです。

そんな苦しい生活をしているある日、友人が、近くによい医院があることを教えてくれました。娘にインターネットでホームページやブログなどを調べてもらうと、紹介医がなくても受診できることがわかったので、すぐに篠原先生の医院を受診しました。なぜなら、足や手の変形がひどくなり痛みに堪えられなくなっていたからです。ちょうど新薬治療でたくさんの症例があることを知り、すぐに申し込みました。

◉治療後……たちまち気分が軽快になり改善兆候

二〇一二年八月、最初に新薬の治療を受けた直後のことです。気分が軽くなり、身体

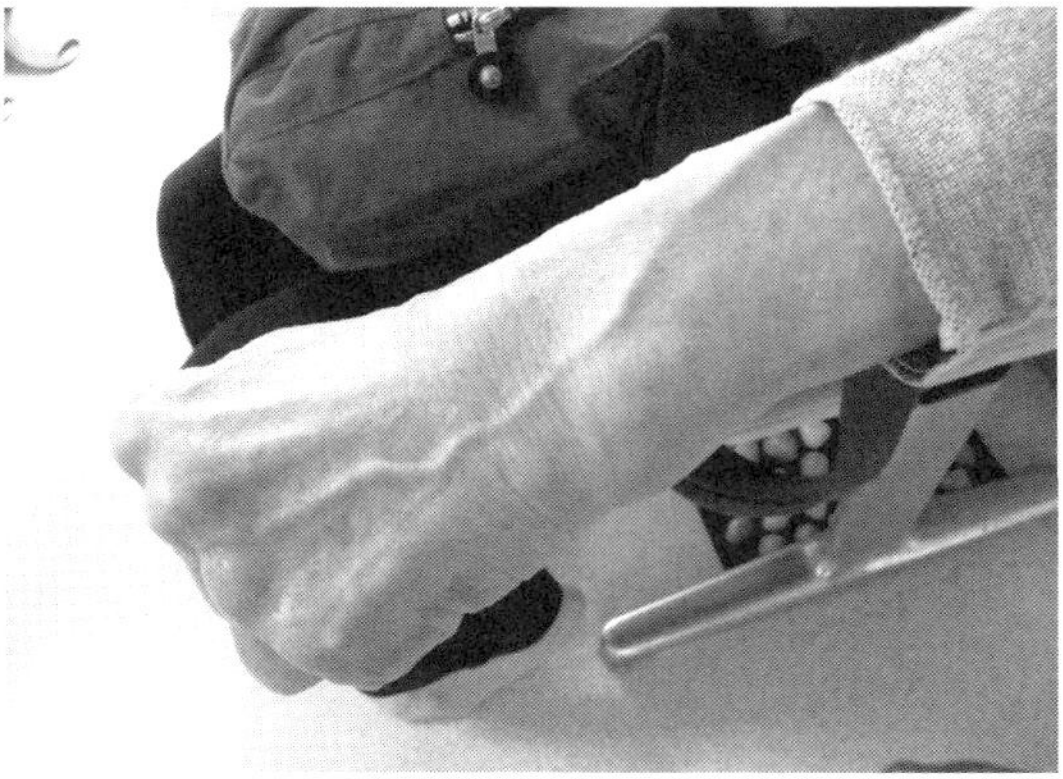

今は痛まないが、手首にも腫れがまだある。

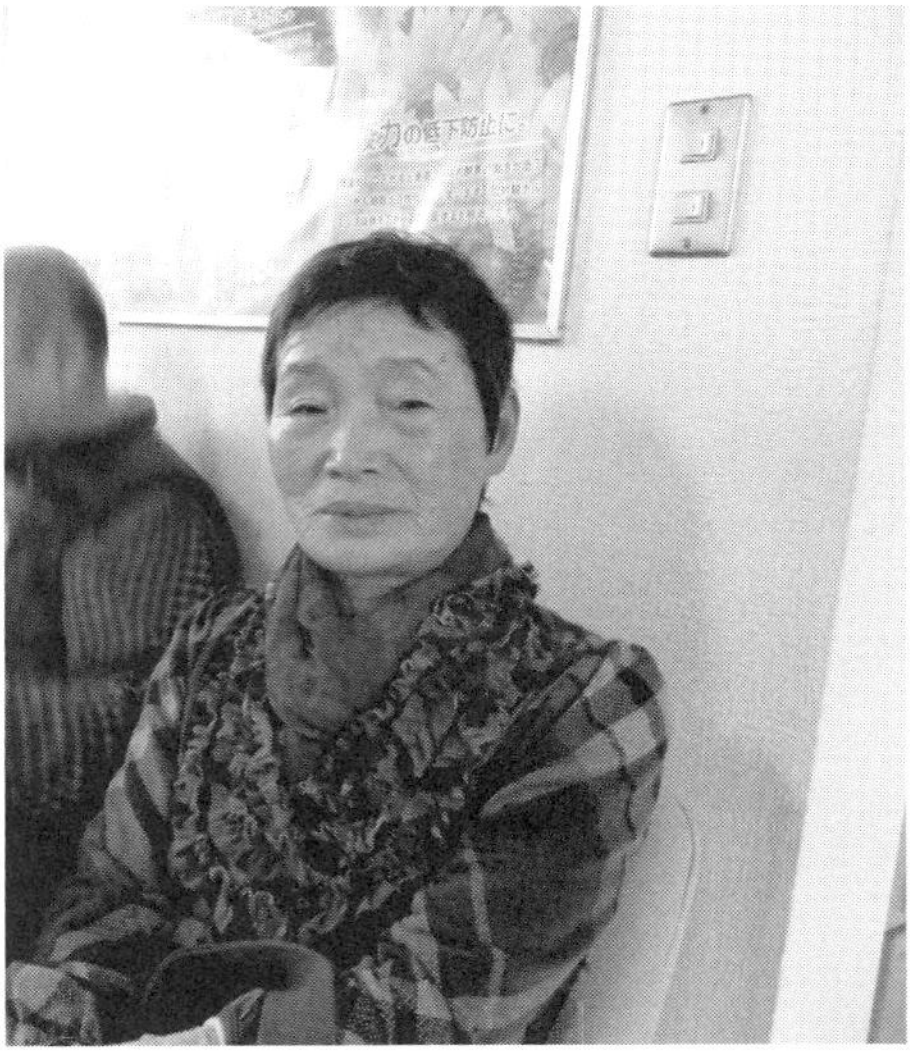

もとても軽くなった気がしたのです。みなさんの話しを聞くと、すぐに効果を感じるという人はあまりいないようですが、私の場合は、最初の治療が終わった直後、即座に身体の中が軽くなって改善したことを感じました。これは効くということがすぐに分かったのです。

新薬の処方なので、副作用の心配がないわけではないのですが、私のように三十年以上リウマチの苦痛に悩んできて、しかもどんどん悪くなって体中が痛くて痛くてどうしようもない状況だし、七十歳にもなっているので、痛みから解放されるなら、多少のリスクはどうでもよいという感じです。

二週間後の血液検査で、自分の実感がウソではないことが分かりました。病状を示す数値が正常値にまで下がっていました。たった一回の治療で、全身がウソのように軽く改善したのです。それから今、まだ数回の治療をしたに過ぎませんが、全身の腫れも引いて痛みはほとんどありません。何よりも気分が若返りました。着る物の色をどうしようかと考えるほど、楽しく生活ができるようになりました。

もちろん家の中が明るくなり、身体が軽く痛みがなくなったので、行動範囲も広がって家に居るのがもったいないほどで、日中はほとんど外を歩き回っています。そんな私になれて、とても嬉しいです。

◉なんと下肢静脈瘤まで治るとは

もう一つ、リウマチとは関係ないのですが、二年ほど前に、下肢静脈瘤と診断され、血液の流れを良くするというワーファリンを服用していましたが、リウマチの新薬による治療後は、ワーファリンが効いてないように感じ、つい最近、十二月四日（二〇一二年）に、静脈瘤の治療をしてきた別な医院でエコー検査を受けたところ、静脈瘤が消えていたようで、もう薬の服用が不要と言われました。その担当医の先生は、「いったい何が効いたのでしょう」とびっくりなさっていましたが、篠原先生は、新薬の効果かもしれないとおっしゃっていました。リウマチの治療で静脈瘤まで治ってしまうなんて、喜びも二倍です。

ただし、身体には何の症状も出ていませんが、血液検査から、白血球数が減少したことがあります。先生に経過を診ていただいていますが、これが副作用と先生に言われました。しかし、身体に問題はないようです。

まだ、手や足に腫れは残っていますが、痛みも熱感もありません。もし、新薬の治療に出会わなければ、多くのリウマチ患者さんがたどる経過のとおり、私は今ごろ、手や足、そして全身の痛みに苦しみながら、寝たきり状態になっていたことでしょう。

私にとっては、数十年も続いた長い苦痛の生活から解放されたことが喜びで、これほど効果的な治療法と先生に巡り会えたことに感謝の気持ちがいっぱいです。

【知っておきたい主なリウマチ薬の注意点と副作用】

常識として、薬には必ず副作用があります。少し説明しておきましょう。

ステロイドを服用して身体が肥満したり、骨が変形したり溶けてしまうことがあります。高血圧、高脂血症、糖尿病、不眠症などもよくひきおこします。それらの薬をたくさん服用されている方々をよくみます。また、ステロイドは依存性があり、継続して服用している場合、急にやめることは危険です。そのため、ステロイドは、命の危険の回避のためなどのギリギリの時には必要ですが、その危険がない場合は、ステロイドは原則として処方しません。

MTX（メトトレキサート）は、商品名「リウマトレックス」としてよく知られていますが、この薬は、じつは抗ガン剤メソトレキセートとして現在も使用されています。関節リウマチや膠原病では免疫抑制剤として使用されていて、今最も使われているリウマチ薬です。その作用は、細胞の増殖を抑える（核酸合成阻害）もので、免疫担当細胞を抑えることで結果として関節の炎症をしずめます。しかし、健康な細胞の増殖を低下させる副作用があり、口内炎、のど、気管支、胃腸、腟などの粘膜や皮膚やつめなどのトラブルを起こしやすいとされ、妊娠時に使用すると流産や奇形率が高くなるリスクもあります。そのうえ、服用すると気力ががっくりと落ちて抑鬱状態を招いたり、身体全体の代謝が落ちてしまうなど、たいへんに強い作用が出る場合が少なくありません。骨髄抑制や肝障害、肺障害、腸炎、感染症などいろいろな副作用もでやすいとされています。特に、空咳や呼吸困難をひき起こす間質性肺炎でたくさんの方々が亡くなられています。

リウマチに効果はありますが、医者は安易にこの薬を使うべきではないと私は主張していますが、リウマチの治療現場では、かなり安易に処方されていることを、深く憂慮をしています。ＭＴＸは処方を間違えると命に関わることもあり、実際にＭＴＸでリウマチ患者１３４人の死亡報告がありました。

心配した副作用はなく二カ月で改善したのが実感できました

SOさん（女性、七十三歳）

◉新薬治療に不安感、しかし手が変形

症状が出たのは十年ほど前、右の首筋でした。それからこんどは足首が痛みました。近くの病院の神経外科に行くとリウマチと言われたので、整形外科で診てもらいました。しかし治療は、行くたびに膝の水を抜くのです。一週間に一度行くたびに水を抜かれ、水を抜かれるたびに逆に膝が痛んでますます悪くなります。それで病院を変えることにして、篠原先生の医院を紹介されたのが、平成十四年のことでした。

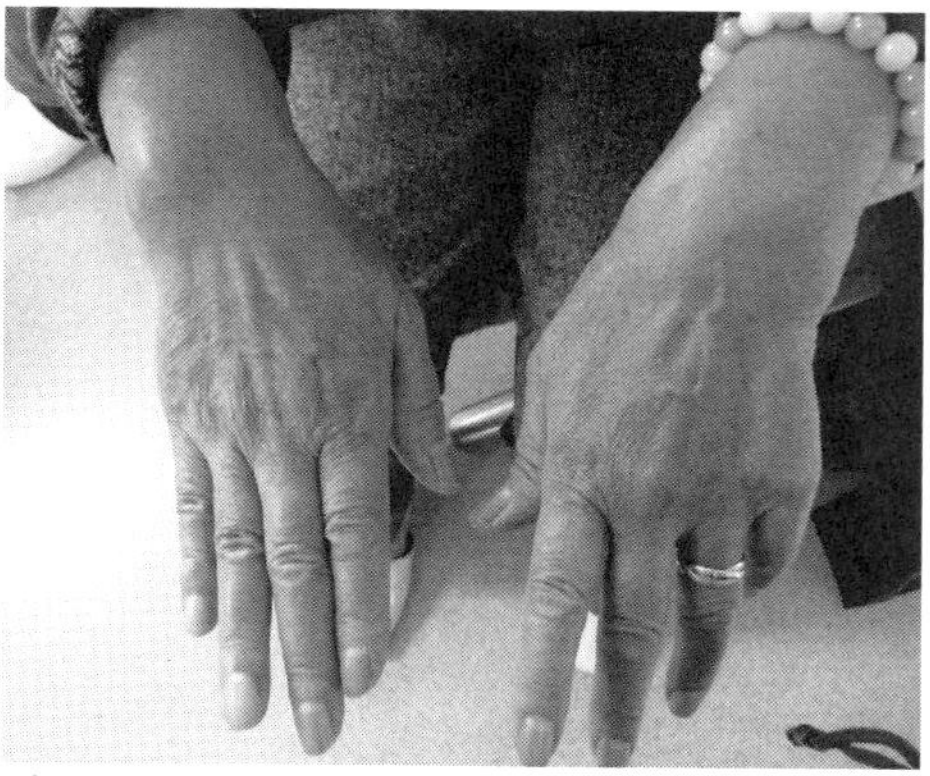

膝の次に手指が変形したが、ここまで回復。

私はリウマチという病気について当時は良く知らなかったのですが、いろいろと説明を聞かされて大変な病気になってしまったものだと思いました。それだからか、リウマチの治療薬には抵抗があり、できるだけリウマチの強い薬は使いたくないことを先生にお願いし、これまで十年近く、痛み止めや湿布程度の処方で、身体の痛みに対処してきました。これまで長く、先生のところで治療を続けられたのは、先生が薬について柔軟な対応をしてくれたからです。

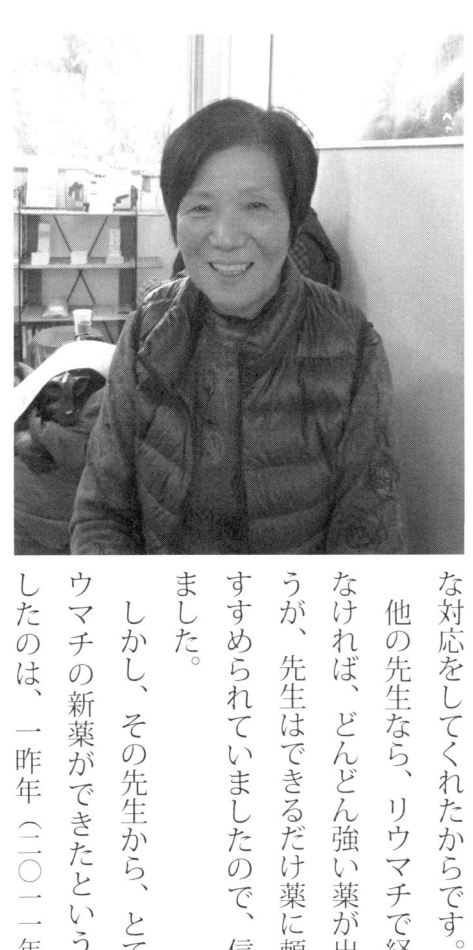

他の先生なら、リウマチで経過が思わしくなければ、どんどん強い薬が出されたでしょうが、先生はできるだけ薬に頼らない治療をすすめられていましたので、信頼をおいていました。

しかし、その先生から、とても効果的なリウマチの新薬ができたということをお聞きしたのは、一昨年（二〇一一年）になってからです。しかし私は、やはり効果がある薬剤には、それなりの副作用があるという不安が消えず、骨粗鬆症も合併していましたから、副作用が骨にくるのではないかと心配でした。それで新薬の治療に踏み切れずにいました。

しかし、私のリウマチも、一昨年（二十三年）十一月ごろには、手に変形が出てきて、冷えも重なって、膝も含めて痛みがひどくなりました。また、先生のところの新薬の症例も30、40、50人となり、どの方にも著しい改善効果と目立った副作用がないと教えていただき、それならばと、思い切って新薬の治療をお願いすることにしました。

◉治療後……変形した手も痛みなく、ふつうに包丁が使えるまでに

治療効果は、二か月ほどしたころ実感できるようになりました。気持ちが軽く元気が出て、日常生活がふつうに出来るようになったので、早くこの治療を始めればよかったと思います。

知人からは、歩き方がよくなったと言われますが、両膝は軟骨が少なくくっついた状態のため、正直、立ったり座ったりするときには関節の痛みがあります。ただし痛いと

言ってもこれはリウマチの痛みではありません。リウマチは、ほんとうに驚くほど改善したように実感しています。両手指も変形していて、治療前は痛くて手仕事が辛かったのですが、治療後は、力を入れて普通に包丁も使えるようになりました。変形してしまったのに、痛みがなくそれなりに使えるので、治療効果は充分にあったと言えます。

今では、寝る前に腹筋を五十回するのが習慣になったほど、運動も欠かさないようになりました。リウマチで一時はたいへんな状況になりましたが、膝に故障はありますが、ここまで元気に生活できるので、ほんとうにこの治療効果には驚き、先生や看護師さんたちにはいつも感謝しています。

突然襲われた手足の腫れと痛みが治まり椅子からすぐに立って歩けるようになりました

JAさん（男性、七十二歳）

◉隠れリウマチで手も足もぱんぱんに腫れ

手に痛みを感じるようになったのは、昨年（二〇一二）に入ってからです。

そのころは、手に痛み止めのぬり薬を塗るなどで済ませてきました。この状態で、三月ごろまではゴルフをしていましたが、四月になると急に手が腫れて痛むようになり、ゴルフができなくなりました。近くの整骨院で診てもらうと、専門医に診てもらったほうがよいとすすめられ、篠原先生の医院を受診しました。

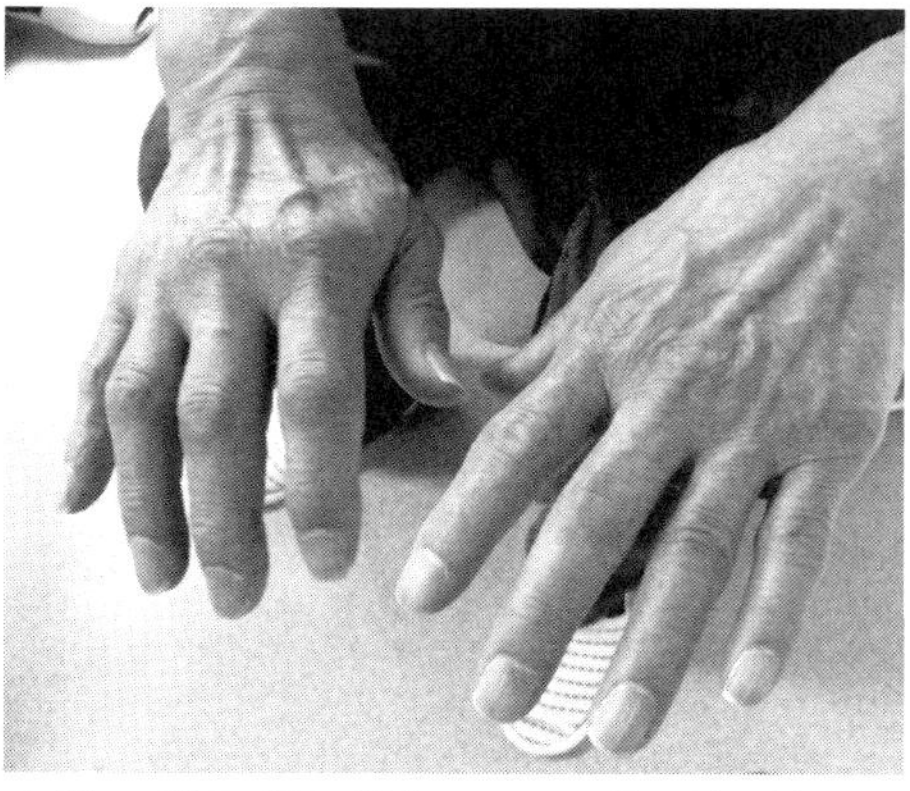

まだ、手指に腫れが残っているが、だんだんと腫れは引いてきているという。

手首や足首がパンパンに膨れ上がっていましたが、当初はCRP（炎症反応）だけがあり、血液検査ではリウマチと診断できるものがなかったのです。それで、変形性関節症といわれ、使いすぎで痛みがあるのではないかと言われました。

ところが後で、先生から、新しいリウマチ診断基準などから再考した結果リウマチであったことを知らされました。通常の血液検査ではリウマチと断定できないタイプだったのです。

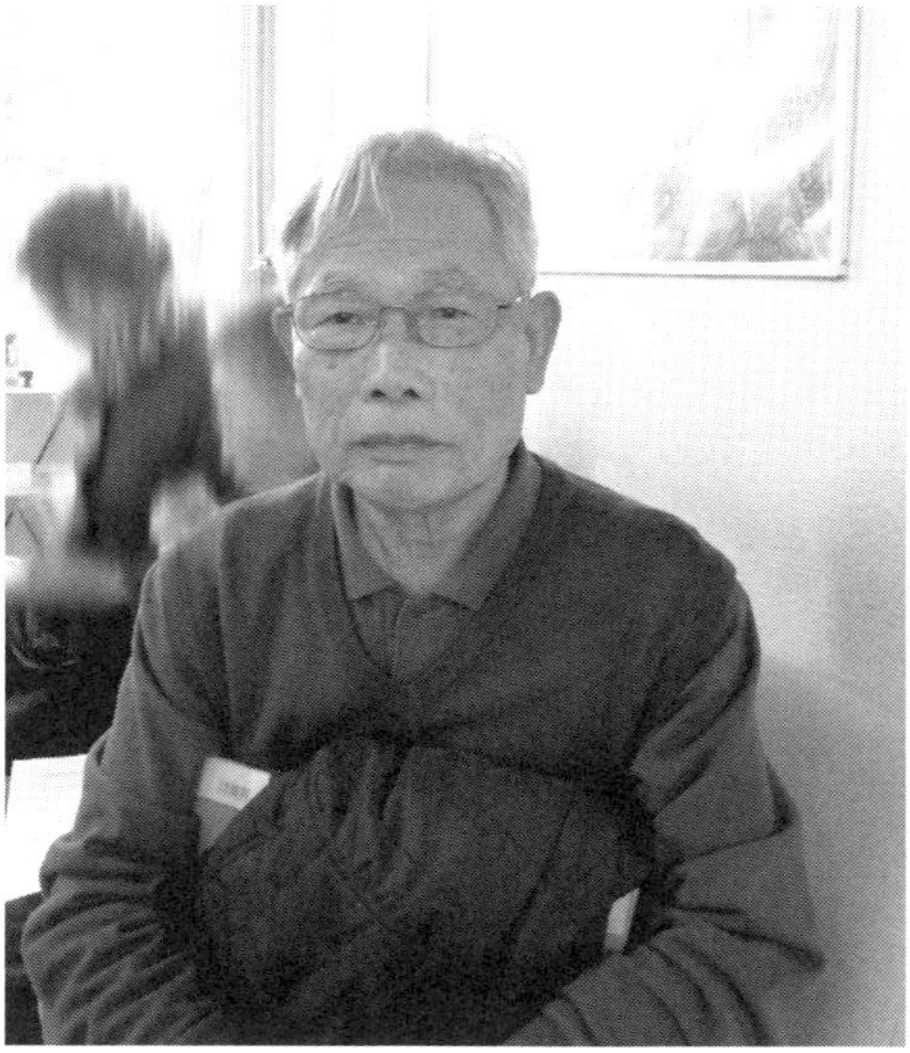

手も足も、皺がまったくないくらいまでパンパンに腫れて変形し、身体も動くのが辛くなってしまったので、すぐに新薬で治療をしていただきました。昨年の八月のことです。

◉治療後……変形していた手指がまっすぐに

最初の治療から四週間で、左の薬指と小指の腫れが引きました。それから今まで数回の治療をしてきましたが、手や足の腫れがだんだんと引いてゆき、身体の動きも軽くなり、夜も痛みに悩まされることなくよく眠れるようになりました。ただ、まだ手はごらんのとおり少し腫れが残っていて、まだゴルフのクラブが握れるまでの握力が回復していません。しかし、変形しかかっていた手指の関節は、少しずつまっすぐに治っていっています。

ここまで改善しましたが、家族には「調子に乗らないようにしてちょうだい、無理をすると痛みがぶり返すわよ」と言われたりしています。

これまで、治療の前後でどういう経過を辿ったか、メモをとってありますので、それを自分でまとめてみましたので、みなさまのご参考になれば幸いです。どうぞご覧ください。

〜新薬治療の効果〜（ＪＡ氏の治療メモ）

◎肩、肘、手首、手指、膝、足首、足の指の関節が痛む（就寝中も寝返りを打つたびに、アチコチの関節が痛くて目覚める）。
・手首から先、足首から先の腫脹がひどくパンパンに膨れ上がっていた。
◎日頃当たり前に思って行動していた事が、痛みのため困難を伴った。例えば：
・手指が何かにちょっと当たっただけで、飛び上がる程痛い。
・椅子に座ったり立ち上がったりする時、肘で体重を支えないと出来ない（膝痛）。
・椅子に一時間も座っていると、立ち上がった時膝が痛く、すぐには歩けない。
・膝が曲がらず、手首も痛いので、畳に座ったり立ったりする事が出来ない。
・缶ジュースが開けられない。瓶やペットボトルのキャップの封切りが出来ない。
・風呂に入る時、手を上げられないので下着を脱ぐのに苦労する。浴槽に入る時、縁に両肘をつき体重を支えないと座る事が出来ない。身体を洗う時首筋の後ろに手がまわらない。タオルを絞る事が出来ない。
・排便の後拭く時痛くて苦労する。ズボンを上げるのに肩が痛くて手を後ろに回す事が出来ない。
・階段を下りる時、手摺を持ち、一段毎に両足を下ろさないと下りられない。
・車の乗り降りが痛い。

【治療開始前】

◎対応：筋肉を増強して血流を良くするため、毎食後鎮痛薬ロキソニン錠（60㎎）1錠を服用しながら、エアロバイクを漕ぐ。痛くて漕ぐ事が出来ない日も、月間七～十日程度あった。

【治療開始後】

◎一回目の治療をして四週間後には関節痛が相当緩和したので、ロキソニン錠の服用を中止した。以後、現在に至るまで服用をしていない（外用鎮痛消炎剤は続けて使用）。

◎二回目の治療をした後は、椅子に二～三時間座っていた後立ちあがっても、すぐ歩く事ができる。

・腫脹がかなり改善されている。

◎三回目の治療後（外用鎮痛消炎剤は継続使用）

・諸関節の痛みが和らいだので、日常生活で不便を感じる事が少なくなった。

・ベッドで思いっきり伸びをする事が出来るようになった。

・手指の腫脹が八割がた改善した（ただし十分に曲げられないのでゴルフクラブが握れない）。

・浴槽で体重を両肘で支えなくても、しゃがむ事が出来るようになった。

◎四回目の治療後（外用鎮痛消炎剤は継続使用）

・階段の上り下りが普通に出来る（多少の痛みあり）。

・畳に座ったり立ったりできる（ベッドやイスに肘をついて体重を支えなくても）。もう一息で正座ができる。

・肩の可動域が改善され、手を首の後ろや腰の後ろへ回す事が出来る。

車イスで大変な生活がウソのよう、前よりずっと元気に動けるようになりました

MSさん（女性、五十五歳）

◉腱鞘炎からアッと言う間に車イス

手を使う仕事を東京でしていたのですが、一昨年（二〇一一）六月ごろに手が痛むので、二カ所の病院で診てもらったのですが、腱鞘炎と言われました。仕事を休むと翌月には落ち着きました。これがリウマチ発症のはじめだと思います。しかし九月、十月になると、手から肩、首にも異常を感じ、整形外科で診てもらいましたがはっきりしませんでした。自分で「何やろう？　何やろう？」と思っているうちに、昨年（二〇一二）一月頃、右膝が痛くてびっこを引くようになってしまったのです。それで鍼をしましたが改善しませんでした。病院で検査をしましたが、リウマチとまでは診断されずに、消炎鎮痛剤だけを処方されていました。

しかし症状は急激に悪くなり、二月には東京へ漢方の処方を頼みに四国・松山から飛行機で行きました。羽田で飛行機を降りたときには車イスのお世話になるほどでした。自分で立つことが困難になったひどい状態の私を見た知人は「いったい、どうしたん？」と、びっくりされました。

◉リウマチ診断でリウマトレックスの激しい副作用でダウン

三月になって、かかっていた病院でＭＲＩの検査などを受けて先生に言われたのは「やっぱりリウマチでした」という言葉でした。そして処方されたのが、リウマトレックスだったのです。しかし、この薬剤は私にはまったく合わず、すぐに激しい副作用が現れました。

これを飲むと、体中がどっと重苦しくなり、熱が出て気力が失せました。朝起きられないほどで、ガーンとぶちのめされたような感じがしたのです。先生に副作用ではないかと相談したのですが、「風邪じゃないか？」と言われ、とりあってくれません。身体が動けない上にリウマトレックスの副作用もあり、このころには寝たり起きたりの生活で、もちろん仕事をするどころではなかったのです。その上、夜眠れずにご飯も食べられず、毎日泣いたりしていました。それで心療内科にもかかっていました。

それでも、何とか回復する方法はないかと、インターネットを探していると、「リウマチ感謝」というブログ（http://ameblo.jp/ryumachi/）が見つかり、そこでカウンセリングができることがわかり、四月初旬でしたが電話をかけてみると、岡山県の倉敷市に評判のよい医師がいると教えていただきました。

◉新薬の副作用の説明に抵抗を覚えたが先生を信じて

四国の松山から倉敷は、ちょっと遠く、高速バスで座っていることすら辛かったのですが、やっとの思いで娘に連れて行ってもらったのが、篠原先生のクリニックでした。

セカンドオピニオンとして受診しました。現在の状態で適切とアドバイスされた治療法が、新薬の治療でした。リウマチの薬は、リウマトレックスの副作用でその怖さを経験したので、かなり抵抗がありました。この新薬も副作用があるのではないかと考え、インターネットで調べてみると、この新薬の体験報告がいくつかありましたが、必ずしも画期的で劇的な改善効果があるようには思えませんでした。いただいたパンフレットを見れば見るほど副作用が気になり仕方ありませんでした。が、考えてもきりがないと思い、もう一度先生にご相談すると「効果は期待できます。もし副作用が気になるのなら、一度でやめてもいいですよ」と言ってくださいました。しかし身体がダルくて動けないところにきていたので、先生のお言葉を信頼し、思い切って新薬の治療をしていただきました。

◉治療後……たった二週間で階段もスタスタ登れるなんて

新薬の治療では、痛みも何も感じず、一週間ほどすると、身体が軽く気持ちも楽になっていました。薬の悪影響はまったく感じません。血液検査は二週間後なのですが、このとき高速バスを降りて階段をすいすい上がる自分に驚きました。この階段は、治療前に娘に介助され必死で昇ったその階段です。たった二週間でこんなに元気になってしまうとは、びっくりしました。当然いまも身体のダルさはなく、痛みもほとんどありません。特にこわばって腫れていた膝は調子良く、動いても負荷をかけても関節は痛まなくなり

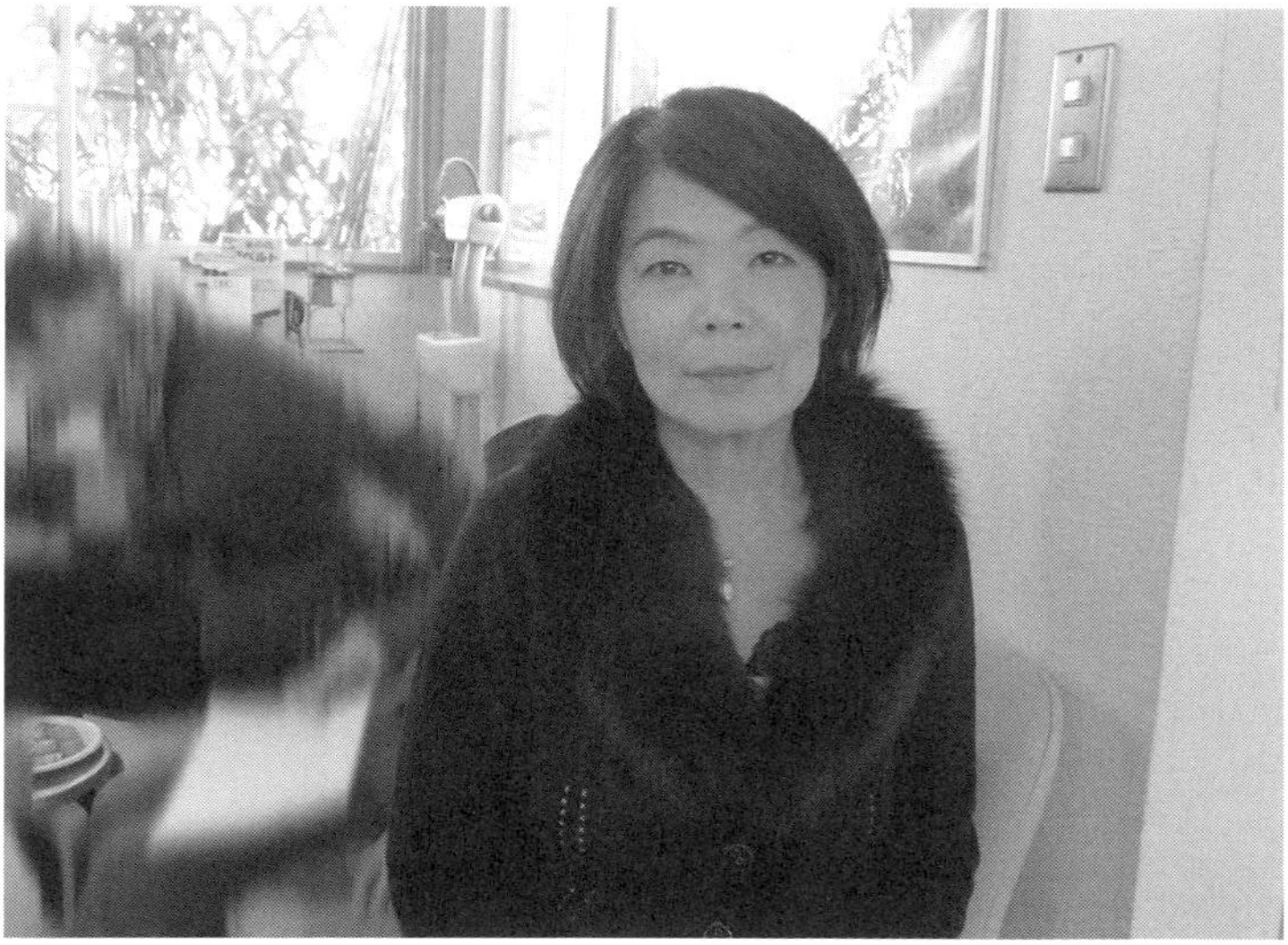

車イスが必要なほどの重篤なリウマチだったのに、「病気の前よりも元気になった」という勢いのMSさん。

ました。

新薬の治療前までは、リウマトレックスやステロイドなどの強い薬は使わず、鎮痛剤だけ毎日服用していました。しかし、新薬治療後は、鎮痛剤も不要になり、リウマチに関しては、それ以外の薬は、まったく使っていません。なぜなら、ものすごく元気になってしまったからです。

◉副作用はなく、前よりも一層元気、身体がよく動いてバレーもOK

私は昔からバレーをしていましたが、リウマチの発症で膝が使えなくなっていました。ところが、新薬治療後は、リウマチ発症前よりも元気になって、バレーもまた昔のように出来るようになりました。何でもできるのです。走り回ることも、正座することも。病気が発症して辛いときの私を知っている家族はもちろん、友人・知人が口を揃えて「奇跡だ」と驚いています。母と妹は、元気な私を見るたびに涙ぐんで喜んでくれています。私は、痛みが出てからほんの一、二か月で車イス状態になるほど、急激にリウマチが進行し、一時は、毎日「死んだほうがましだ、死にたい」と思っていたのですが、そんな少し前のころが、今になるとウソのように思えます。

この新薬の副作用については、パンフレットで充分に理解できました。まだ、副作用はまったくありません。診察では検査結果も分かりやすく説明してくださいます。先生も看護師さん達も話しやすく、家庭的な雰囲気で、治療の経過を細かくフォローしてくださっていますので、ますます信頼がおけるようになりました。

今では、月一度治療に行くのを旅行気分で楽しんでいます。

著者追記……本書の最後の原稿チェック時（2013 年 3 月）に治療に愛媛から来られたＭＳさんの驚異的元気振りをお伝えしておきます。彼女は今回の治療のついでに、リウマチ平癒を祈願した奈良の有名なパワースポット、大神神社へ御礼参りをされてから伊勢神宮まで足を伸ばされると意気軒昂！病気前よりも元気になられたというほど快復された患者さんのお一人です。

なかなか踏み切れなかった新薬治療、副作用の心配はなくなり身体が楽になりました

Y・Iさん（女性、七十一歳）

◉病院で処方された強いリウマチ薬で激ヤセ?

四十歳のことだったと思います。足の裏が痛み、シモ焼けかと思って病院に行くと、リウマチだと言われました。でも特に生活に不自由はなく元気に過ごしていました。ところが、六十歳を越えたあたり、平成十七年の一月でしたが、首筋が痛く、知人から病院に行ったほうがよいとすすめられました。前から分かっていたことですがリウマチと診断され、その時は薬が処方されました。

その薬は、リウマトレックスとプレドニン（ステロイド）で、それから二年間以上、私はこの薬をずっとまじめに飲み続けました。というのは、そのときにはこの薬の怖さをよくは知りませんでしたし、また、お医者様が出された薬なので、それはきちんと飲

まないといけないものだという先入観があったからでした。

二年と数カ月飲み続けた平成十九年の五月、私の家族にいろいろなことがあり、一段落したときのこと、自分の身体が激ヤセしていることに気づきました。何か重大な病気が進行している不安もあり、また、知人のすすめがあって、転院することに決めました。

こうして篠原先生の医院を訪れたのは、その年の九月だったと思います。その当時は、まだ新薬の治療が始まる数年前のことでしたので、先生の治療は、これまで飲んできた薬を減らすことでした。聞けば、リウマトレックスやプレドニンなどは、副作用として身体の細胞の増殖を抑えて健全な細胞にダメージを与えたり、筋肉から栄養を奪ってしまうなどのことがあり、元々細かった私の身体が一層激ヤセしたのは、リウマチの薬の副作用の可能性がたかいと知りました。

◉強いリウマチ薬を止めても問題ないことが……

先生の治療は、これらのリスクの高い薬を処方せず、痛み止めのロキソニンと胃薬のみでした。しかしリウマチは大きく進行することはありませんでしたが、著しい改善はみられませんでした。

でもこの治療は、私に大切なことを教えてくれました。リウマトレックスやプレドニンという、ほとんどの病院で処方されているリウマチ薬を服用しなくても、何の問題もないということが分かったのです。つまり私は二年間以上、治療に不要なリスクの高い薬を飲んできたことになります。

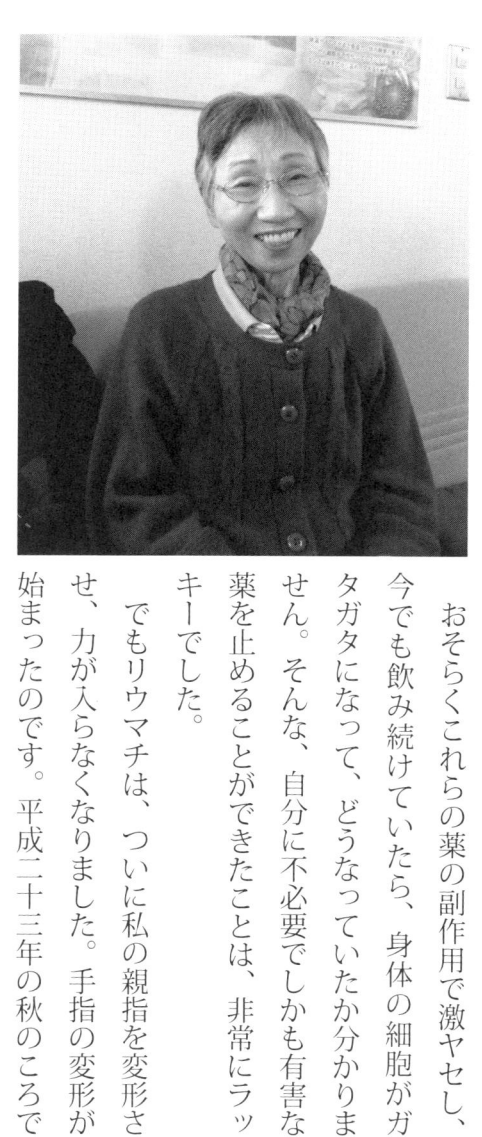

おそらくこれらの薬の副作用で激ヤセし、今でも飲み続けていたら、身体の細胞がガタガタになって、どうなっていたか分かりません。そんな、自分に不必要でしかも有害な薬を止めることができたことは、非常にラッキーでした。

でもリウマチは、ついに私の親指を変形させ、力が入らなくなりました。手指の変形が始まったのです。平成二十三年の秋のころです。足の指も変形してきました。そのとき、先生は新薬の話をしてくれましたが、これまで数年間も痛み止めだけで過ごしてきたので、気持ちが乗りませんでした。

そのうちに、先生のところでは、新薬で治療されてリウマチが劇的が改善された方が続々と現われ、とうとう私も、新薬の治療をお願いすることにしました。昨年の八月のことです。

◉治療後……新薬の効果が何日も持続して動作がスムーズに

新薬の治療効果は、すぐに現われました。身体の動きが何をしてもすごく楽になったのです。それは職場の人からも言われました。ずいぶんと私の身体の動作がスムーズに軽くなったようです。

一番気になったのは、副作用です。肺などのトラブルの可能性があるということを聞かされていたので、最初

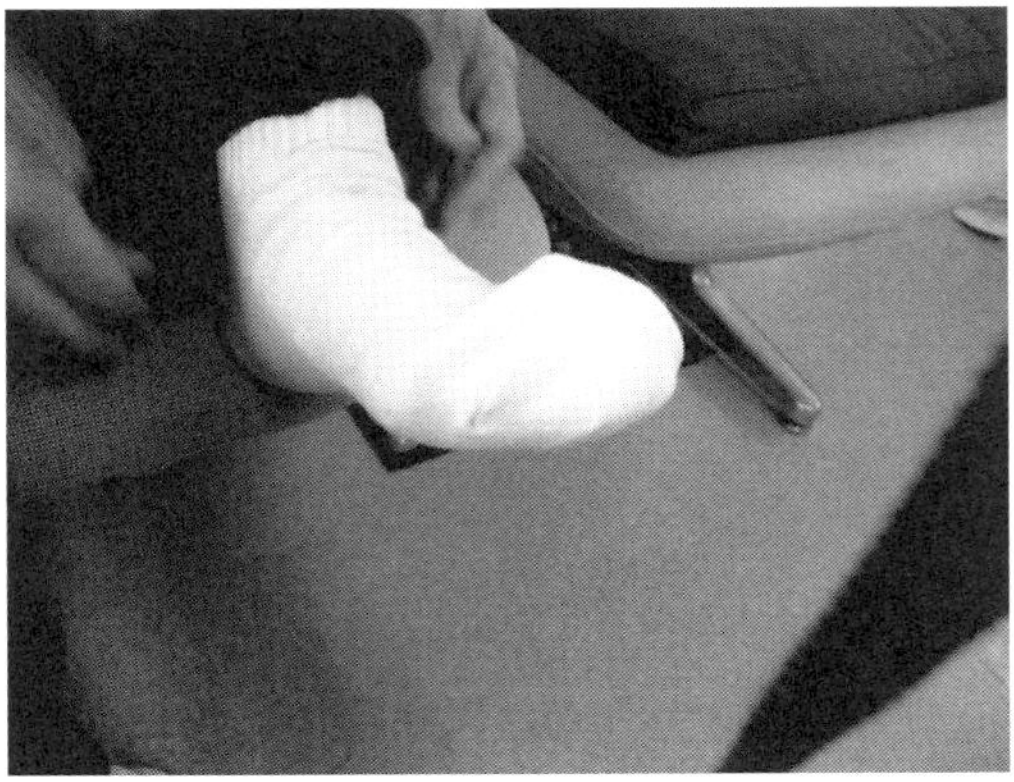

新薬でも、骨や関節が極度に変形している場合には、変形が治る可能性が低いため、手術が必要な場合も。

に治療したあとは、ちょっとした咳でもでると、これが副作用ではないかと不安が走りました。一時は、咳に対してノイローゼになるほど気にしていたのです。

ところが、これまで四回ほど治療を受けましたが、副作用はあらわれていません。それで、今では咳も副作用も気にならなくなり、気分も晴れやかで安心できるようになりました。ただ、足の関節はずっと前から変形があったのですが、もっと動きたくなったので、これから整形外科で手術をする予定です。

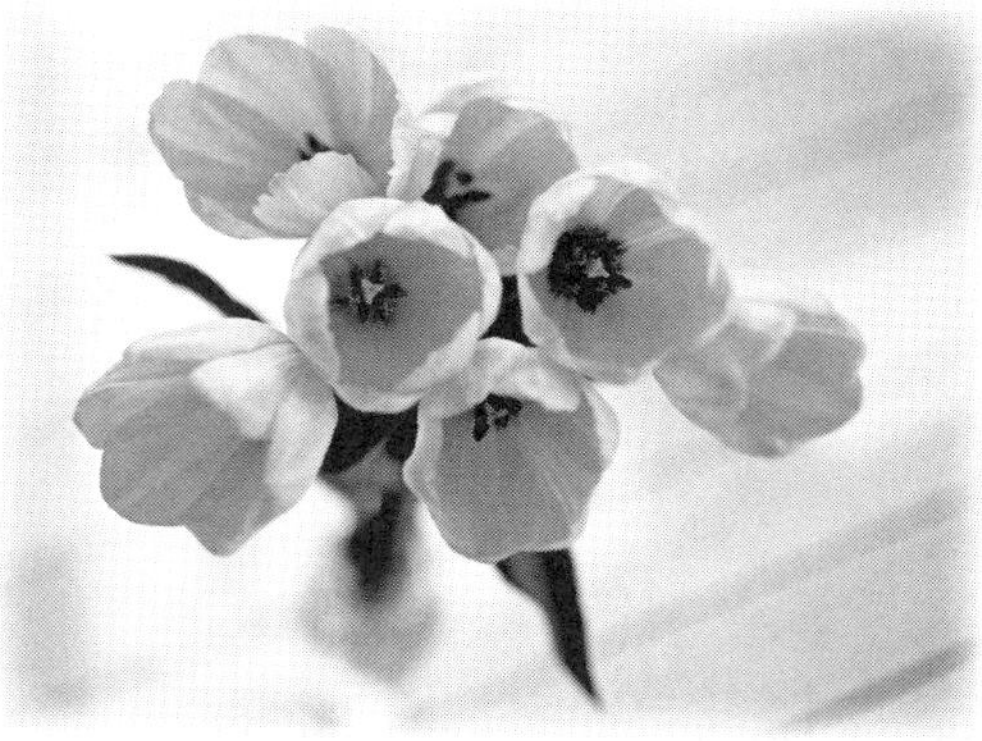

新薬に否定的だった私ですが、今から考えると、もっと早く新薬の治療をしてもらっていたら、手も足も変形がここまでは進まなかったかもしれないと、少し悔やむ気持ちもありますが、身体がこんなに軽くなり、今はとても幸せです。

私が大事と心がけている患者さんとのコミュニケーション

私の治療方針の一つに、患者さんにも治る努力をしていただくということがあります。そのために、治りたいという意欲も治療効果をあげる上でとても大事なことなので、私は患者さんと、充分なコミュニケーションをはかる努力をしています。

そのことが、患者さんから言われることですが、「よく話しをする先生だ」ということかもしれません。話しが明るくておもしろいと言ってくださる患者さんもいらっしゃいます。それで患者さんは愉快に感じてくださり、**「元気が出た」**と言ってくださる方も多いです。

かつて「快癒力」という著書では、**病気を薬ではなくイメージで治す**提案をしました。イメージは明るく快活でなければなりません。ですから、治療にあたり、**医者が患者さんに治る希望を常に明るく持っていただくように努めること**は、大事なことだと思います。**プラシーボ効果**（偽薬でも治癒効果が出たという実験）もあるわけですから、治る可能性のある方法は、医者は積極的に取り入れる義務があると思います。

私が患者さんとお話しをするのは、**「治る計画をいっしょに作る」**ということなのです。**私のクリニックでは、「リウマチは治る病気」**なのです。

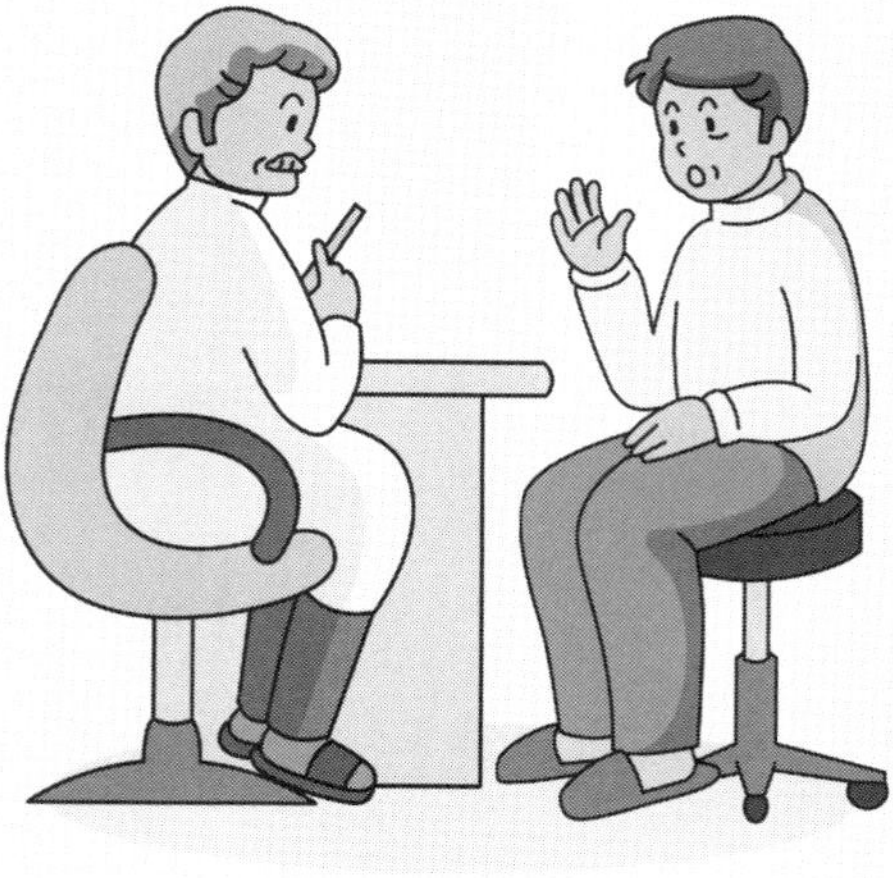

若いころからのリウマチの苦悩、全身の痛みが快癒してふつうに生活しています

MAさん（女性、三十五歳）

◉二十一歳で発症し、全身のダルさから肘関節に障害

身体の調子が良くないので近くの大学病院で検査をしたときに、リウマチの兆候があると言われたのは、二十一歳のときでした。その当時は、身体がダルいというくらいだったのですが、一年経過したころに、朝に手のこわばりを感じたり、関節が少し痛くなるなど、リウマチの症状が少しずつ出てきました。それで病院を再度訪れると、検査ではリウマチといえるかどうかというほどでしたが、身体には痛みがあったので、痛み止めやステロイド、抗リウマチ薬などが処方されました。その時は薬が効いたのか、全身の痛みはとまりましたが、今度は左肘だけが強く痛むようになり、医院で二度ほど水を抜いて薬（ステロイド剤？）を注射する治療をしてもらいましたが、ますます肘は痛んで

しまったので、友人の勧めで、評判の整形外科を受診しました。

ところが、そこで左肘の内視鏡検査をしてもらったときに、医療ミスではないかと思うのですが、何と左肘の関節がまったく動かなくなってしまいました。それで今度はもう一つの大学病院に転院して、別の抗リウマチ薬を処方してもらいました。しかし、左肘関節がほとんど動かない状態が治るまで、一年くらいもかかりました。

二十五歳になったころ、今度は右肩に痛みを感じ、炎症反応は低かったのですが、痛み止めとしてステロイドが処方されました。薬で少しは痛みもとれることはありましたが、それから身体はいつの間にか、自分で気づかないうちにどんどん悪化して行きました。しかし主治医の先生には、さしたる治療法がないようで、二ヶ月に一度行って薬をもらう程度で、良くなる兆しがなく、将来のことを考えると不安でどうしたらいいのかわからなくなっていました。

◉右肩が痛く、生活も仕事も困難で苦痛

知人の紹介で篠原先生の医院に転院したのが、昨年（二〇一二）の二月だったと思い

ます。先生に診ていただくと、血中に鉄やビタミンの欠乏などが指摘され、運動が必要とも言われました。そして、これまで飲んでいたステロイドや抗リウマチ薬の効果はなく、逆に悪化しているのではないかと言われ、それらの薬の服用を中止しました。こうして数カ月、先生のところに通院しましたが、昨年八月ごろより、身体がしんどくなり、診てもらった時、よく効く新薬のことを教えていただきました。

今は治療のおかげでふつうに立って歩いていますが、治療前に診察に来ていたときは、右肩が痛く挙上困難で非常に不便でした。このころは、毎日がしんどくて、少しでも楽になりたい一心でしたから、先生から新薬の治療でたくさんの方の体調が良くなっていると聞いて、躊躇なく新薬の治療をしてもらうことになりました。

◉治療後……全身の痛みがなくなり、身体も軽くスッキリ

治療後は、全身の痛みがなくなり、何をするにも軽くうごけて、面倒くささがなくなりました。また、治療前には、身体を動かそうという気持ちがあってもできず、できないことでストレスを感じていたのですが、治療後は、やろうと思えばできることが分か

り、やりたいことがたくさん増えました。

今は、身体がふつうに伸びて、ふつうに歩けます。たぶん数カ月前にはひどいリウマチで身体を引きずっていたとは信じられないかもしれません。ここまで回復するには、やはり数カ月ほどかかったと思います。

新薬の副作用はやはり不安でしたが、重苦しい状況にあったので、それを何とか治したいという思いが強く、治療をすぐにしてもらったことは、とても良かったです。心配していた副作用はありません。

おかげで、体調がよく、動作がものすごく早くなり、車の運転も支障なくできます。家事もふつうに出来、休日には遊びにも行けます。友達には、顔色が良くなって元気になったと言われています。そして仕事も続けることができたことが何よりです。

この医院は、相談しやすい明るい雰囲気で、とても居心地がよいのです。

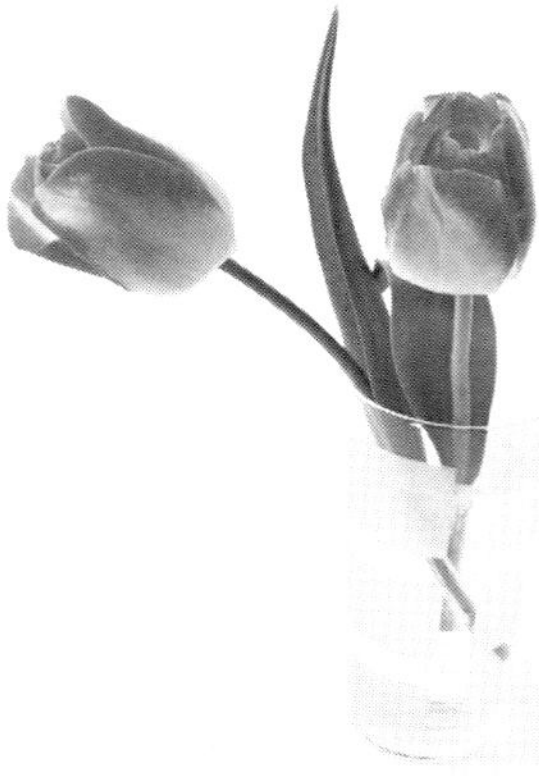

寝込んで死にそうな状態から復活、先生とスタッフの明るい励ましに救われています

SNさん（女性、六十九歳）

◉半ばあきらめ自殺を考えたほど

四年ほど前の春のことです。突然手の指が腫れて痛みました。びっくりして、リウマチかもしれないと思い、近くの病院で診てもらうと、やはりリウマチが出ていると言われ、そこで一日の点滴入院や皮下注射などの治療をしてきました。しかし、症状は改善せずに、一昨年（二〇一二）には寝込むことが多くなり、歩くにも、車に乗るにも一人ではできないようになってしまったのです。

私は、リウマチで動けなくなった人、そのまま死んだ人をたくさん見てきたので、自分も治らないリウマチになってしまったと、半ばあきらめていました。そして自分も、近いうちに死んでしまうかもしれないとも思ったほどです。自殺を考えることも何度か

あり、ひどく気分が落ちこんでいました。

しかし、そんな私を見かねたのか、子供が篠原先生の医院を探してきて、私を連れて行ってくれました。昨年（二〇一二）の一月末のことでした。

そのときは、ほとんど介護状態で、とても辛い思いをしていましたので、先生が新薬で「治ります」とおっしゃったことを、１００パーセント信じて、すぐに新薬治療をしていただきました。

副作用の説明はありましたが、ほんとうに身体が辛かったので、そんな心配をする暇すらありませんでした。

とにかく、治らない病気だと思っていたのに、先生が治るとおっしゃったので、大きな希望を持てました。

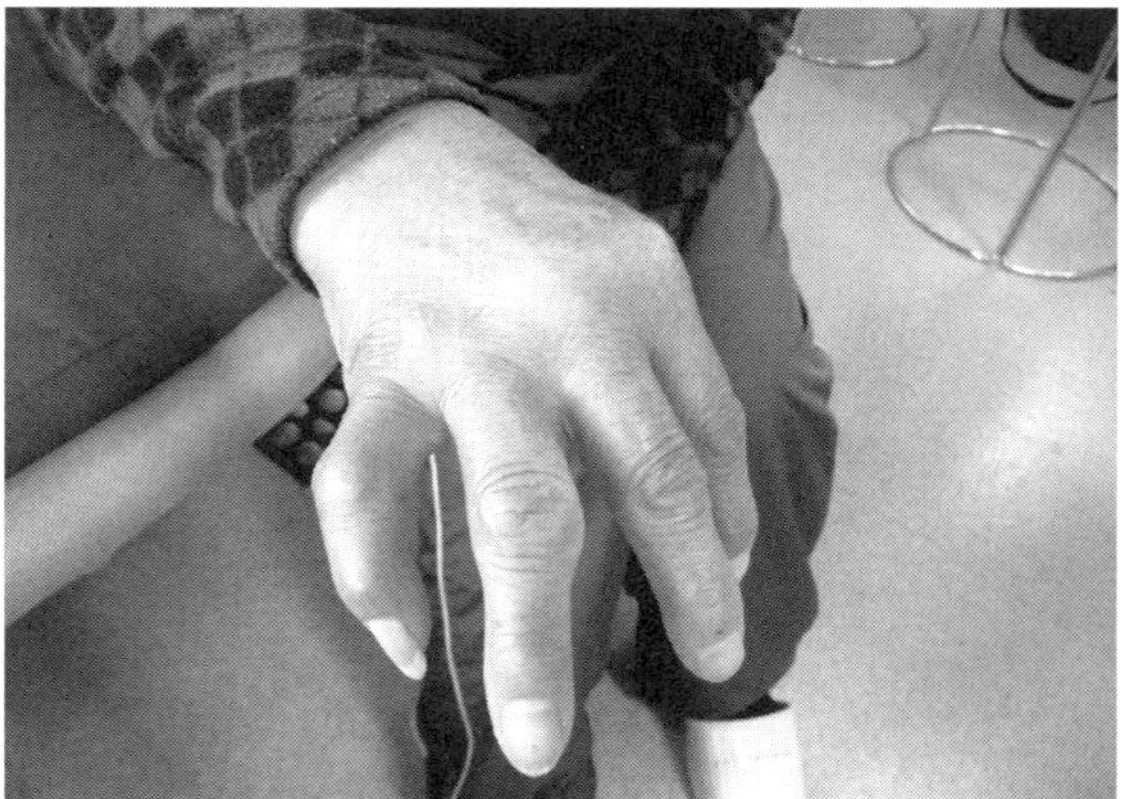
リウマチになって寝込んで死んだ人をたくさん知っていたので、自分もそうなるかとあきらめていたのに、まさかのように元気に復活。手指はここまで。痛みなし。

◉治療後……関節の痛みも消え楽に動けるように

効果を実感できたのは、二度目の治療後です。ほんとうに楽になって、リウマチの苦痛がなくなっていました。最初の治療では、劇的な改善は感じませんでしたが、治療のあった翌朝、すっと軽く起きられたことをよく覚えています。これが改善効果の現われだったのでしょう。

治療前までは、朝起きるのに三十分以上かかっていました。トイレにも行けないので、ポータブルのトイレをそばに置いておくほどだったのですが、治療後は、すっと起きられたので、「アレッ？」という感じでした。

私は魚屋で、行商をしてきました。これまで病気をしたことがなかったのですが、リウマチになって寝たきりの介護状態になって、このまま死んでしまうかもしれないと思っていたのですから、それが、また前のように、関節の痛みもなく動けるようになったので、生活がより一層楽しくなりました。

◉リウマトレックスを止めることができ、今では新薬のみ

以前は治療のために、リウマトレックスと痛み止めなどが処方されてそれを飲んできましたが、先生のところに来てからは、リウマトレックスは飲まなくてもよいと言われ、痛み止めと胃薬だけを、新薬治療時から二、三か月くらいまでは使っていました。症状がかなり改善したので、今では月一度の新薬治療だけで、他の薬はまったく飲んでいません。

新薬の副作用についてはいろいろとご説明いただきましたが、まだ、何もあらわれておりません。

この医院は、先生をはじめスタッフの方々が親切でとても明るく、治療を受けながら他の患者さんと先生のお話しのやりとりを聞いていると、クスクス笑いがでるほど楽しいことがしばしばあり、他の病院とは雰囲気がまったく違います。とても信頼がおける治療をしてくださっています。

膝が曲がって立っていられないほどが、背筋が伸びて痛みが消え、貧血まで改善しました

MYさん（女性、四十歳）

◉最初からキツイ薬を処方されたのが間違い？

右膝に異常が出たのが二〇〇九年の十一月、翌年の一月には右手の指が曲がらなくなり、近くの病院で診てもらって、リウマチと診断されました。そこのお医者様からは、リウマチは最初からきつめの薬を飲んで治療をしたほうがよいと言われました。処方されたのは、リウマトレックスでした。

ところが、一向によくならないばかりかますます症状は悪くなり、右膝が「く」の字に曲がって立っていられないほどになってしまいました。家事ができなくなり、家族に迷惑をかけるようにまでなってしまったのです。今の病院に通っていても、治る気配はありません。どこか他によい医者はいないかと、気にかけていました。ある日、乗り合

わせたタクシーの運転手さんから、篠原先生の医院が近くにあることを教えられました。また、別な日なのですが、またタクシーに乗ると、またその運転手さんも、「リウマチならここがよいらしい」と、篠原先生の医院を教えられました。タクシーに乗って、偶然にも二人の運転手さんから同じ医院の名前が出て驚いていたところ、さらにこんどは主人の口からも、どこかで聞いてきたのでしょうか、リウマチで評判がよい医者が近くにいて、篠原先生と言うではありませんか。

◉関節破壊がとびきり高く、鉄不足で輸血が必要なほど

先生の医院を訪れたとき（二〇一〇年七月）には、リウマチですっかり気分が落ちこんで、立って歩くのもやっとのほど、最悪の状態でした。そこで検査してもらうと、CRP（炎症反応）が（6+）と最悪、MMP－3（関節破壊）が722と、とびきり高い数値、そして血中ヘモグロビン値も7・7と「これより下がると輸血が必要になる」と言われたほどの最悪の数値で、全身ガタガタの状態でした。

しかし、先生のところで診ていただくうちに、だんだんと改善する希望を感じること

ができるようになりました。新薬の治療が先生のところで最初に行なわれたのは、その年（二〇一〇）の十二月と聞きました。その最初の治療をされた方の経過がたいへんによいため、新薬の治療を希望される方が他にいらっしゃったようで、先生も少しずつ新薬の処方を始めることにされた時の頃です。

まだ先生のところでは、二、三人の方の治療例があっただけでしたが、その経過がたいへんに良いと聞きましたので、私もすぐに新薬の治療を希望いたしました。二〇一一年の三月のことだったと思います。

◉治療後……二度目の治療でやっとCRPが下降

私の場合は、治療してからすぐに効果が現われませんでした。ＣＲＰがほとんどの方がすぐにマイナスになるのですが、私の場合は一回目の治療後もＣＲＰはまだ少し高く、身体の痛みはそれほど変わらずに残っていました。しかし、二度、三度と治療が進むころには、ＣＲＰも消失していて、身体の痛みも徐々になくなり、身体が軽くなってすごく動きやすくなりました。

新薬の治療をする前は、症例が少なく、ほんとうに効果があるのかどうか不安はありましたが、先に治療された方からほんとうに良くなったと聞きましたので、治療を決意出来ました。副作用はもちろん心配でしたが、これまで、かれこれ一年と九か月ほどになるでしょうか、説明を受けた副作用は全くありません。

経過はたいへんに良好で、この新薬治療のおかげで、ずいぶん前から身体の痛みはないので、痛み止めすら飲んでいません。

家族が、「よかった」と言ってくれたことはもちろんですが、友人もリウマチから回復し、元気になった私に驚き「治ったの？」と聞いてきます。とくに、リウマチを患っていたときには、背筋が丸まり右膝も曲がった状態でしたが、今では健康だった元の状態に戻り、背筋も右膝もピンと伸びています。もともと長身でしたので、先生から「こんなに背が高かったの」と言われ、びっくりされたのをよく覚えています。新薬のおかげで、リウマチばかりか貧血までも改善し、ほんとうに元気になりました。

先生や病院のスタッフの方々のお蔭です。ひょっとすると、タクシーの運転手さんたちや主人のお蔭かもしれません。

十数年のリウマチの苦痛から解放され、付き添いが不要になりフィットネスに通ってます

ＫＳさん（女性、六十二歳）

◉一生治らない病気で寝込んでしまう

両肩に痛みがあったので、近くの医院に行くと、リウマチと診断されたのは、十五、六年前のことで、四十代半ばでした。急に肩が上に上がらなくなったのです。そのとき処方されたのはリマチル（抗リウマチ薬）で服用してみましたが、症状は悪化するばかりに思えました。それでも、一年くらいすると症状がある程度改善してきたので、以降は五、六年ほど放置していました。

しかし、それからしばらくすると、だんだんと両手や両膝が痛くなり、やがて日常生活も困難な状態になるまでになってしまいました。

今から七、八年前のころ、テレビでリウマチのお医者さんがたくさん出演される番組

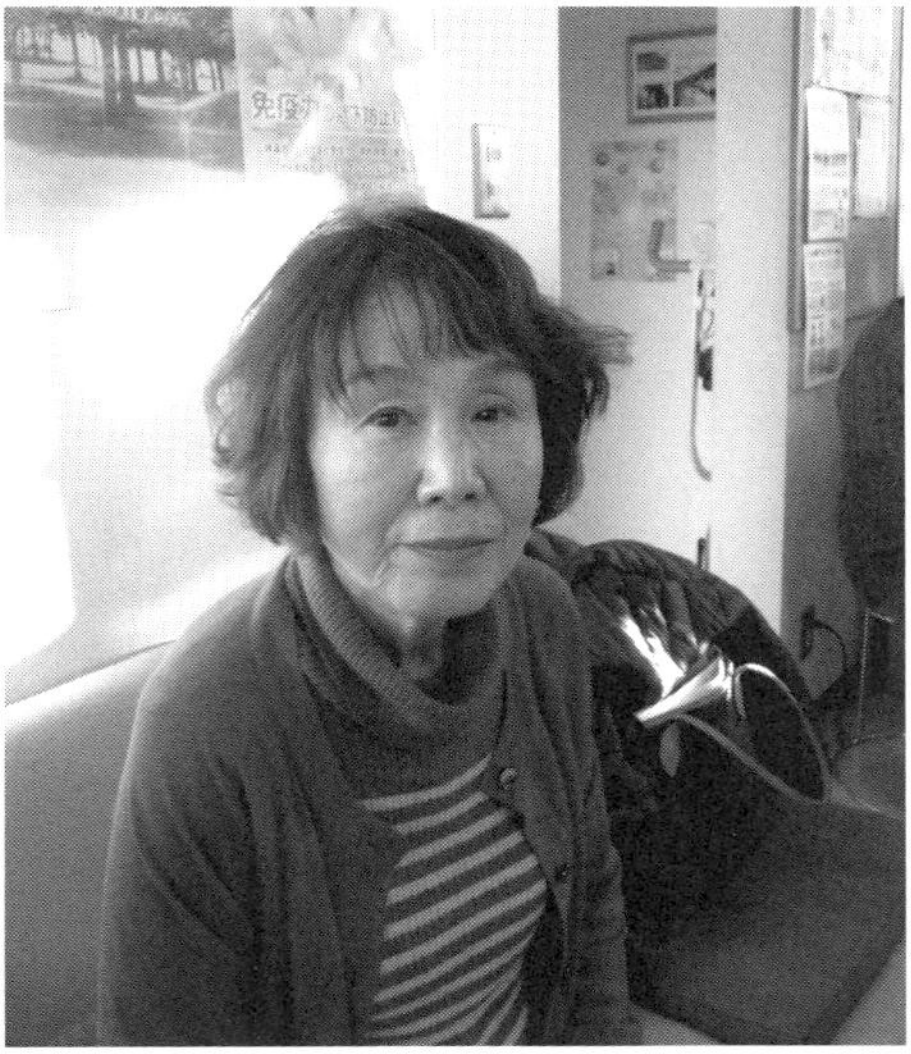

を見て、篠原先生のことを知り、家族に付き添ってもらって倉敷まで出かけました。先生は私の話しを充分に聞いてくださり、私の希望どおりリウマチの強い薬を使わない治療をしてくださいました。

リウマチは、一生治らない病気と聞いていて、やがては自分も寝たきりになってしまうのだろうと考えていました。

検査では、リウマチ反応は高くなかったので、痛み止めだけを処方してもらい、痛みが出たときだけ痛み止めを飲み、症状が治まるとそのまま過ごし、また悪くなると痛み止めを飲むの繰り返しでしたが、それでなんとか過ごすことができていました。

先生のところで何年か前から高濃度ビタミンC療法が始まり、最初の一年くらい私にはよく効きました。この治療をすると、風邪をひかなくなりました。また肌もツルツルになりました。私はビタミンC療法で充分と思っていたのですが、今年の初め、首筋が痛くなりました。

先生から、じつは一年くらい前から、リウマチの新薬治療のお話は聞いていたのですが、新薬と聞くと副作用が気になり、決断出来ませんでした。しかし、首の痛みはひどくなり、痛み止めを朝昼晩に飲んでもなかなか静まらないので、とうとう昨年の二月、先生に新薬の治療をしてもらうことに決めました。

◉治療後……一年くらい躊躇し続けた新薬は、三カ月で痛み止めも不要に

治療前は一人で歩くこともできずに、いつも付き添ってもらわないと外出できないほどの状態でしたが、新薬の効果は三日後にハッキリと分かり、首の痛みが消えました。それからというもの、どんどん快方に向い、三か月後には身体の痛みが全くなくなって、痛み止めが不要になりました。

私の手足の指は、先生のところに来る前から極度に変形していましたので、何をするにつけ、痛くてしょうがありませんでした。新薬の治療後は、痛みはほとんどなくなり

ました。変形したままでも何でもできます。曲がった手ですが、包丁もちゃんと使えるんです。ただ足の指も変形し、歩くときは足の裏に無理な力が入り、足裏にはタコなどが常に出来ていて、その痛みはあります。

それでも、今では一人で歩けるまでに元気になりました。付き添ってもらわないと歩けなかったことがウソのようになりました。

◉ビタミンC療法も併せて行ない体力づくり

先生に、運動をしたほうが良いとも言われていますので、十月から健康フィットネスにも通い始めました。今、週に二〜三回通っています。行動範囲がどんどん広くなり、毎日が楽しく過ごせるようになりました。身体の痛みがないということが、どれほど幸せなことなのか、しみじみと実感しています。

ところで新薬の副作用は、正直とても不安でした。薬がとても怖かったのです。副作

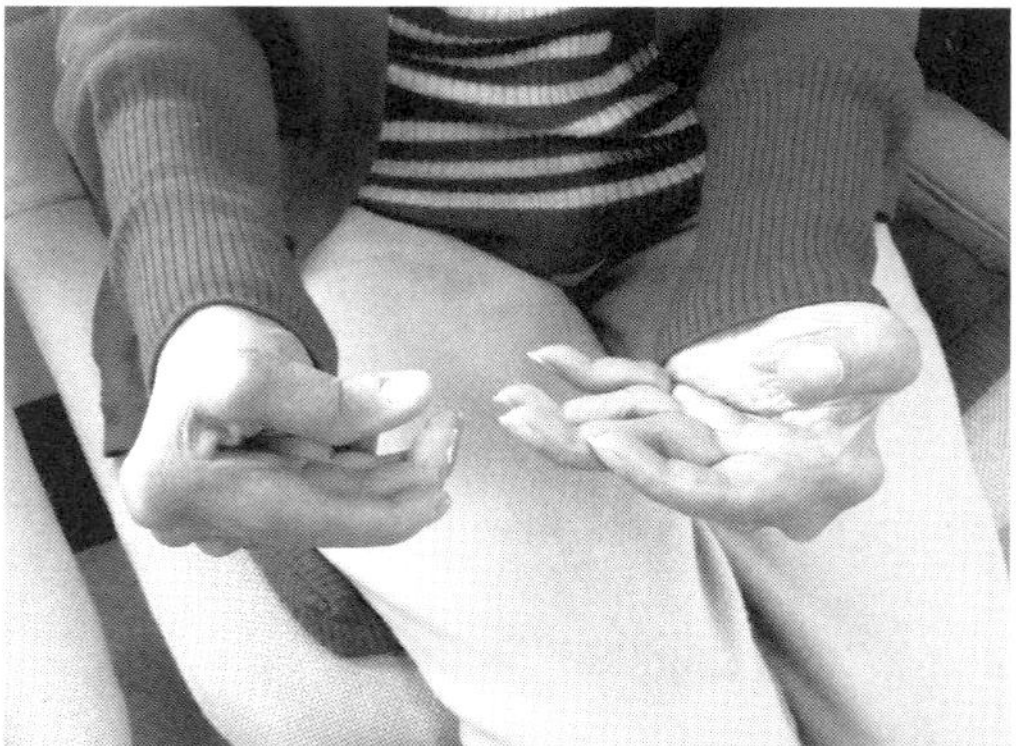

長い間リウマチで、手指はこんなに変形して痛みで何もできなかったが、新薬で痛みはなくなり、この手で包丁もふつうに使えるまでに。驚きの新薬効果。

用かどうかわかりませんが、治療の二回目、三回目のときに下痢の症状が出たことくらいです。以降は何も起きていません。

今は、新薬の治療と高濃度ビタミンC療法を二週間ごとに交互に行なっていて、とても快調です。どちらも私にはとても効果の高い、しかも安全な治療と思います。

リウマチの病気にかかってから十数年、ほんとうに良く効く薬に出会えました。何をするにも痛みに悩まされていた苦痛から解放され、とても晴々としています。やっと地に足が着いた感触をありがたく味わっています。

今は、北海道に旅行に行きたいと思っています。これほどまでに改善するリウマチの治療法に出会えたことは、ほんとうに幸せと感じる今です。

八十歳になって遂に出会った新薬の奇跡、数十年の病苦から救われ家族中がびっくりです

SYさん（女性、八十歳）

関節が曲がらず脚はまるで象のように腫れ

私は横浜に住んでいましたが、ときどき岡山に姑さんの看病のために通っていたことがあります。今から数十年の前のことですが、通いの看病を始めてから五年目くらいから、手首が痛くなりました。岡山の市民病院で診てもらったところ、最初は腱鞘炎ではないかということでしたが、そのうち肘も痛くなり、つぎつぎに関節が痛くなったので、血液検査をしてみると、リウマチでした。

それからどんどん症状が進みました。関節の痛みは患部に痛み止めの注射をしてもらいながら、看病を続けました。今のレントゲン写真をみると、痛み止めの注射をしたところの骨が溶けています。それから私の身体は病状が進みました。身体は関節が曲がら

なくなり、首も回りません。全身がまるでロボットのような動きになってしまいました。脚はまるで象のように太く腫れていたのです。落ちたものすら取ることができず身体がぎこちなく、本当にひどい状態でした。

あるとき知人が、篠原先生の講演会に誘ってくれました。行ってみると、先生のお話しはとても丁寧で、この病気は、「自分が治そうという気力があれば治る」とおっしゃいました。自分の自己治癒力を生かすか生かさないかというようなお話しだったと記憶しています。そしてそこで、先生の著書を購入し、それを繰り返し読みました。そして、先生が倉敷で開業されていることを知り、受診してみることにしたのです。それが今から、二十年近く前のことでした。

◉篠原先生の指導に従いまずは断薬から

受診してみたとき、そのとき飲んでいる薬を全部見せてくださいとおっしゃいましたので持って行くと、先生は、「これはダメ、これはダメ」と薬を分けられ、「必要なのはこれだけでいいです」と、確か四つほどの薬に絞られました。

じつは前にかかっていた病院では、痛みがなかなかとれないので、その都度薬が追加されて、たくさんの薬をもらっていました。私は、どうして薬がダメなのか聞いたところ、先生は、「まだ五十代なのにこんな強い薬を飲んでいると、あなたの細胞が壊れるじゃないですか」とおっしゃったのです。さらに「この薬プレドニンは、大げさに言うと麻薬と同じなのです」とも教えてくださいました。そして先生は「治療を希望されるなら、これらの薬は止めてください。しかし、中止して一週間程度で禁断症状のように身体がだるく、また痛みが増強する人もいます。たぶん問題ないと思われますが」と言われ、先生の指導で治療することに決めました。

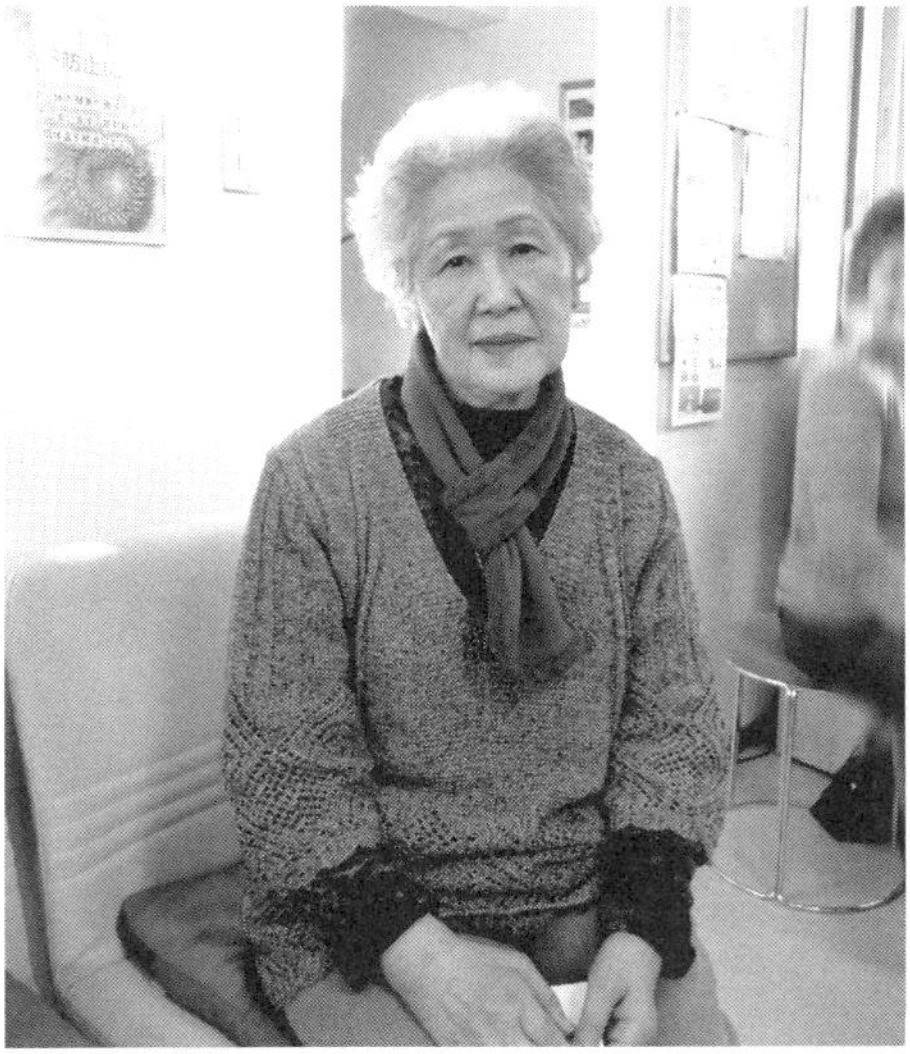

麻薬のような強い薬を飲んでいたためか、吐き気、頭痛、倦怠感などが約一週間くらい続きました。その間、できるだけ先生の医院に通い、経過を見守っていただきました。

その禁断症状のような症状もおさまると、先生は「よくガマンされましたね、本当によかったですね」と言ってくださり、それから、先生の治療が始まりました。

◉以前の治療は痛み止め程度

ところが、先生はいつもお話しが主体で、治療らしい治療の薬を処方されませんでした。「痛みは一時的ですから、痛み止めで辛抱してください」と言い、処方してくれたのは、痛み止め程度でしたが、そのうち徐々に本当に痛みが軽くなってゆきました。リウマチですから、身体は痛みがなくなることはありませんでしたが、看病をしていたので、始終身体を使い動いていたのがよかったのかもしれません。痛いからと言って動かないでいると、関節が固まってしまっていたかもしれないからです。

しかし、三年前くらい前に、右膝に水が溜まって痛み出

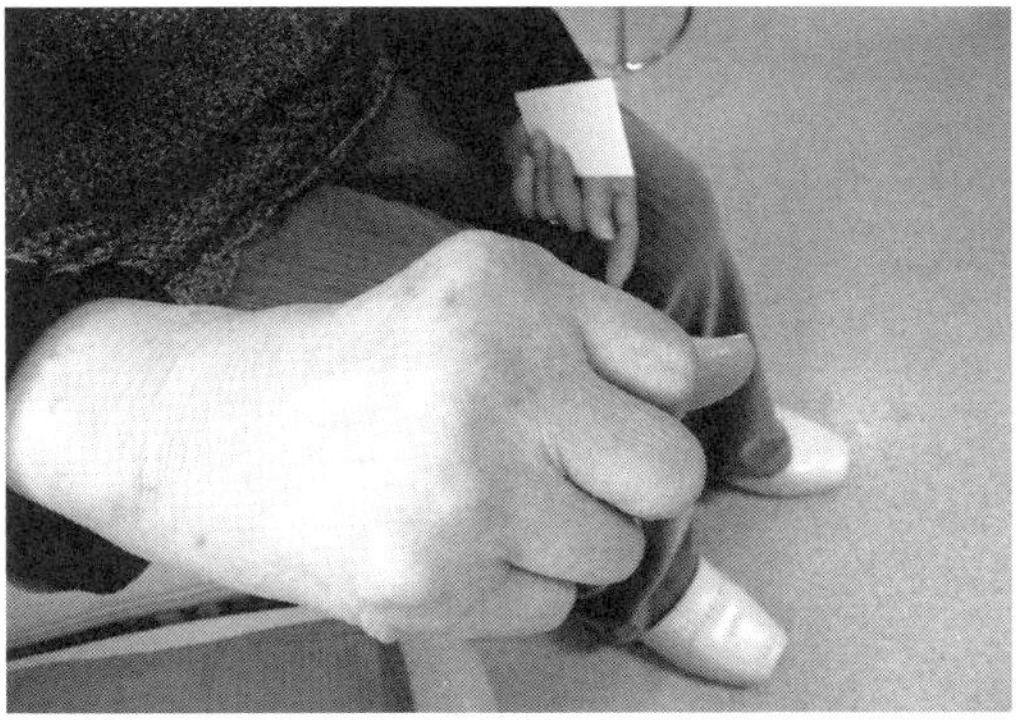

外見は女優さんのように美しく背筋が伸びて、リウマチとは信じられないが、手には腫れが残っていた。

しました。そのときに、先生から、新薬の話をお聞きしました。そのときは、とにかく痛くなくなることが一番の願いでしたので、すぐに治療をしてもらうことにしました。

新薬というと、こわいと思う方が多いかもしれませんが、私はすでに二十年間以上も前から先生の治療を受け、先生を信じきっていたので、先生が数十人の改善した症例があるというので、新薬治療にはまったく疑いはありませんでした。

◉治療後……三度目の治療でほとんど痛みがなくなりました

私の場合は、治療一回目と二回目は、初めの半月は痛みがなくなる効果がありましたが、残りの半月になると痛みだす状況でした。そして三回目の治療で、痛みがほとんどなくなって、新薬の効果が実感できました。ほんとうに痛みがまったくと言ってよいほど、なくなりました。こんなに良くなるなら、もっと早く治療してくれればよかったのにと、今になって思います。知人も家族も、こんなに元気になったので、喜んでくれると同時に驚いているようです。リウマチですから、手や足が少し変形しています。でも、背筋はまっすぐ伸びてますし、身体の関節も自由に動きます。

◉八十歳でも車の運転を楽々こなし曾孫の面倒までみれるほど

昔から、ここの医院に通うのに、自分で車を運転してきていました。病気の症状が出ていたときは、身体全体の関節が痛くて、動かすのがつらかったので、車の運転が大変でした。ところが今は、ハンドルを回すにしても、安全を確認するにしても、肩も首も腕も自由に動くので、とても楽です。八十歳の高齢者ですから、免許更新をしましたが、三十代と同じレベルといわれました。

旅行も楽しめます。家族に連れて行ってもらいますが、歩くにも、何不自由なくついていくことができ、ときどき人から、「どこが病気なの」「どうして通院しているの」と聞かれることがあるほどです。

すでに私には曾孫が三人、もうすぐもう一人曾孫が加わります。今では曾孫を預かるほどになりました。

先生の治療をずっと受け続けてきて、ほんとうによかったです。一生治らないと言われていたリウマチの苦痛からやっと解放されました。新薬ですばらしい治療をしてくださった先生に、またスタッフの方々に、こころから感謝を申しあげます。

治療への不安も病気もウソのように消滅、自分のやりたいことができる自信もつきました

KFさん（女性、六十五歳）

◉薬の副作用の心配よりも生きていけるかが不安に

右手首と膝が腫れ、苦痛で近所の医院を受診したのは、平成十四年ごろでしたから、十年ほど前になります。そこでは特に治療や処方をされないまま、温泉病院を受診しました。そこでは、痛みのある関節にステロイドの注射による治療が行なわれていて、しばらく治療を希望せず様子をみていました。

当時は、検査でＲＡ（リウマチ）因子がマイナスのため、リウマチかどうかの診断がつかないまま、症状も小康状態になったので、それから三年間ほど放置していました。しかし、やがて両膝、両肘が腫れて痛みがつらく、再度、温泉病院で診てもらうことにしました。そこで処方されたのは、リウマトレックスでした。しかし症状は徐々に悪化

して生活も苦慮するようになりました。そんな治療法に不安を感じて知人に相談したところ、倉敷市の篠原先生の医院を紹介されました。

そこで診断してもらうと、間違いなく関節リウマチでした。そして、そこで改善効果が高いという新薬治療のお話をお聞きしました。

しかし、新薬のパンフレットの副作用の説明には、命にかかわる副作用が多く書かれていて、とても怖い薬ではないかと思い、一年半以上、ずっと決断出来ない状態でした。

しかしリウマチの症状は進行して、首が強く痛むようになり、喉には不快感があり食事もとれなくなりました。全身が痛く座ることすら出来ない状態になってしまいました。ここまで来ると、治療に対する不安や新薬の副作用への恐怖よりも、生きていけるかどうかに不安を覚えるようになり、私からお願いして、何度も何度も新薬治療の説明をしてもらい、なんとか納得できたので、治療をしていただくことにしました。

◉治療後……新薬治療を早くから選択すべきだったと後悔

治療をしてもらうと、治療の回を重ねるごとに、身体の痛みがウソのように軽くなり、治療が五、六回目になったころには、喉の不快感もなくなり、身体が楽になって動けるようになり、かつて健康だったころの自分に戻り、通常の日常生活を取り戻すことができました。

少し後悔しているのは、新薬治療を、半年早く開始していたら、体力がもう少しついて、いっそう早く楽になっていたかもしれないということです。そして、あれだけ心配していた副作用に対する恐怖が、まるでなかったことのようにどこかに消えています。いったい何を自分が心配していたのか分からなくなるほどになりました。先生なら、安心してこの新薬治療を任せられます。

今では、自分がやりたいことを少しずつできるという自身が持てるようになりました。主人や娘から「目が生き生きしてきたね」と言われたときは、本当に、本当に嬉しかったです。

【新薬処方の経緯と治療法についての懸念】

本書でリウマチが驚異的に改善した方々の声をご紹介しました。そのとおり、画期的な新薬が登場しました。正直、何度も新薬に期待をし、慎重に調べてきてその都度、大きな問題の懸念があり、期待を裏切られてきたわけですから、この新薬についても、患者さんからの強い要望がなければ私は処方をしなかったでしょう。正直、ほんとうに「石橋を叩いて渡る」ように新薬による治療を始めたのです。

ところが、その結果、信じられないほどの改善効果がつぎつぎとあらわれ、50症例ほどになったときに、私は、この治療法で、リウマチが寛解する可能性が極めて高いことを確信するようになりました。

この新薬はどこの医療機関でも治療ができるものですが、本書では敢えて新薬の名を伏せます。それには理由があります。**私が行なっているリウマチ治療の方針は、できるだけ薬を少なくすること**です。この新薬を使う場合は、従来処方されてきた薬を止める必要があります。依存性があるステロイドは少しずつ減らします。MTX（リウマトレックス）を服用されてきた場合には依存性がないので直ちに中止します。この新薬は、ＭＴＸとの併用も可能とされていますが、自己抗体を作らないのでＭＴＸは意味がないというのが私の見解です。ＭＴＸ自体が抗ガン剤であることで分かるように、患者には負担もリスクも多く新薬の効果を削いでしまう可能性が高いと判断しています。私の見解では、この新薬の改善効果を得るには、**新薬一つだけに絞る**必要があるということです。そこが、多剤併用が当たり前の一般的リウマチ治療とは違うところかもしれません。ただし新薬にも感染症・結核などに罹りやすい副作用の懸念がありますから、どんなに健康で元気になられても、絶えず手抜きなく患者さんの状態を見守る必要があることは言うまでもありません。

いずれにしても、新薬が効くという話しが一人歩きすると、どういう処方をされるか、それはそれぞれの医師の責任になりますが、治療法が異なると、必ずしも改善効果が現れるとは言えません。**どんな薬も、医師の治療方針次第で、クスリにもなりますが、害にもなる**ことがあります。そんな誤った使われ方を防止したいので、新薬の名は伏せ、本書ではただ「新薬」としました。ご理解のほどお願いいたします。

踊りを教える立場なのに発症、膝の痛みが消え、正座も舞踏も楽にできます

ＣＮさん（女性、七十歳）

◉膝の水を何度も抜く治療に限界

六年前にリウマチが発症したので、近医で鎮痛剤のみを処方され服用していましたが、右膝と右手首の痛みは徐々に強くなり、ＣＲＰの検査数値も上がってきて、膝には水が溜まるようになるまで進行しました。この頃、人の紹介で篠原先生のクリニックに転院しました。しかし、仕事での膝の負担が大きく、何度も膝の水を抜くようになり、生活にもさまざまな苦痛を覚えるようになりました。そしてまた、リウマチの活動性も徐々にあらわれてきました。

たとえば、朝の台所仕事はとても辛かったです。そして自分でシャンプーもできないほど身体の痛みが増しました。それでたまらずに診察の時、最近たくさんの効果例があ

ると聞いていたリウマチの新薬治療をしていただくことになりました。

◉治療後……何でもやりたいことに挑戦する気力も

私は踊りを教えていましたが、リウマチになってから、お手本で踊ることができなくなり、ずっと心苦しく思っていたのですが、新薬の治療を始めてからは、スムーズに身体が動くようになりました。教え子さんから「動きが軽くなりましたね」と言われ、ほんとうに喜びでいっぱいです。

今では、膝の痛みがまったくなくなり、水が溜まることもなくなりました。正座もきちんとできるようになり、これほどの改善があったことを、自分自身がものすごく驚いているほどです。

一時は、いろいろなことがだんだんと自分でできなくなってきて落ちこんでいましたが、今まで「できない」と思っていたことが、だんだんと「できる」ようになり、これからは、何でもやりたいことに挑戦してみようと、やる気がふつふつと沸いてきていま す。思い切って治療に踏み切り、とてもよかったです。

どんどん全身に広がってきた痛みがウソのよう、手離しで階段を昇降でき病気を忘れるほどです

ＥＨさん（女性、六十六歳）

◉手先から全身の痛みに

左手指と右手指、右手首、両肩に痛みが出現したのは、平成二十二年ごろでした。近所の整形外科を受診すると、ＲＡ（リウマチ反応）因子が出たので、痛み止めを処方していただきました。しかし痛みはいっこうに止まりませんでした。痛み止めの効果がなかったので、今度はリウマトレックスとプレドニン（ステロイド、５mg）が処方されました。これは効果があり、身体の調子は良くなりました。

しかし半年後、今度はだんだんと全身に痛みが走るようになりました。その痛みは、以前にも増して強くなり、次第にたえがたいほどになりました。そのため知人に相談すると、医者を変えてみることを助言され、篠原先生の医院をすすめられたのです。

そのときは、とにかく全身の痛みから逃れたく、痛みが少しでも軽くなればという淡い期待がありました。そしてよく効く新薬の説明と効果をうかがい、自分で納得できたので、新薬の治療をしてもらうことにしました。

◉治療後……日常生活が楽しく、気持ちまでが若返って

治療の効果は、翌日すぐに感じることができました。自分が想像していた以上に身体がスムーズになった気がしたのです。お風呂に入って、座ったり立ったりが楽にできるようになりました。

身体に痛みがあるころは、新聞もテレビも見る気がせず、天気予報やニュースだけ見て終わっていたのですが、治療後は、いろいろな好きな番組を楽しく見ることができるようになりました。何となく生活にゆとりというものが生まれたようです。テレビのコマーシャルで、DSゲーム「脳トレ」というのがあることを知り、自分でやってみたくなり、現在は楽しんでいます。

新薬の治療効果は、ただ身体の痛みが消えただけではありません。なぜか気持ちが

若返ったように思います。気分が明るくなって、いろいろなことにチャレンジしてみたいという気持ちのようなものまで芽生えています。自分の心が新薬治療でものすごく変わったことが、大きな驚きです。

もちろん日常生活も、手すりに頼ることなく階段をスタスタと昇り降りできるようになりました。洗濯物を干すのも苦痛なく安々とできます。

生活がほんとうに楽しくなり、ふと、自分がリウマチであることを忘れることがよくあります。先生がおっしゃる寛解とは、こういう状態なのかと、今身体で感じております。

以上、リウマチ患者さんの証言は、出版社の編集者が十数人に面接して聞き取るとともに、一部は当院のスタッフが取材した内容から、本書発行日にしたがいまとめたものです。

（取材日：２０１２年12月８日／場所：わいわいクリニック内控室／聞き手：奈良野英介）

警　告

新薬はどこの医療機関でも処方可能ですが、当院とは治療法が異なる可能性があります。

新薬の効果は、正しい治療法で発揮されます。薬物は治療法次第でクスリにも毒にもなります。薬効だけにこだわって治療することは生命のリスクが伴います。また、薬効だけが一人歩きすることほど危険なものはありません。ことに、多剤併用は要注意です。

本書でご紹介した新薬・治療法につきましては、必ず当院にお問い合わせください。

医療法人 わいわいクリニック　篠原佳年

〒 710-0133 岡山県倉敷市藤戸町藤戸 2 ― 10 電話 086-428-8525

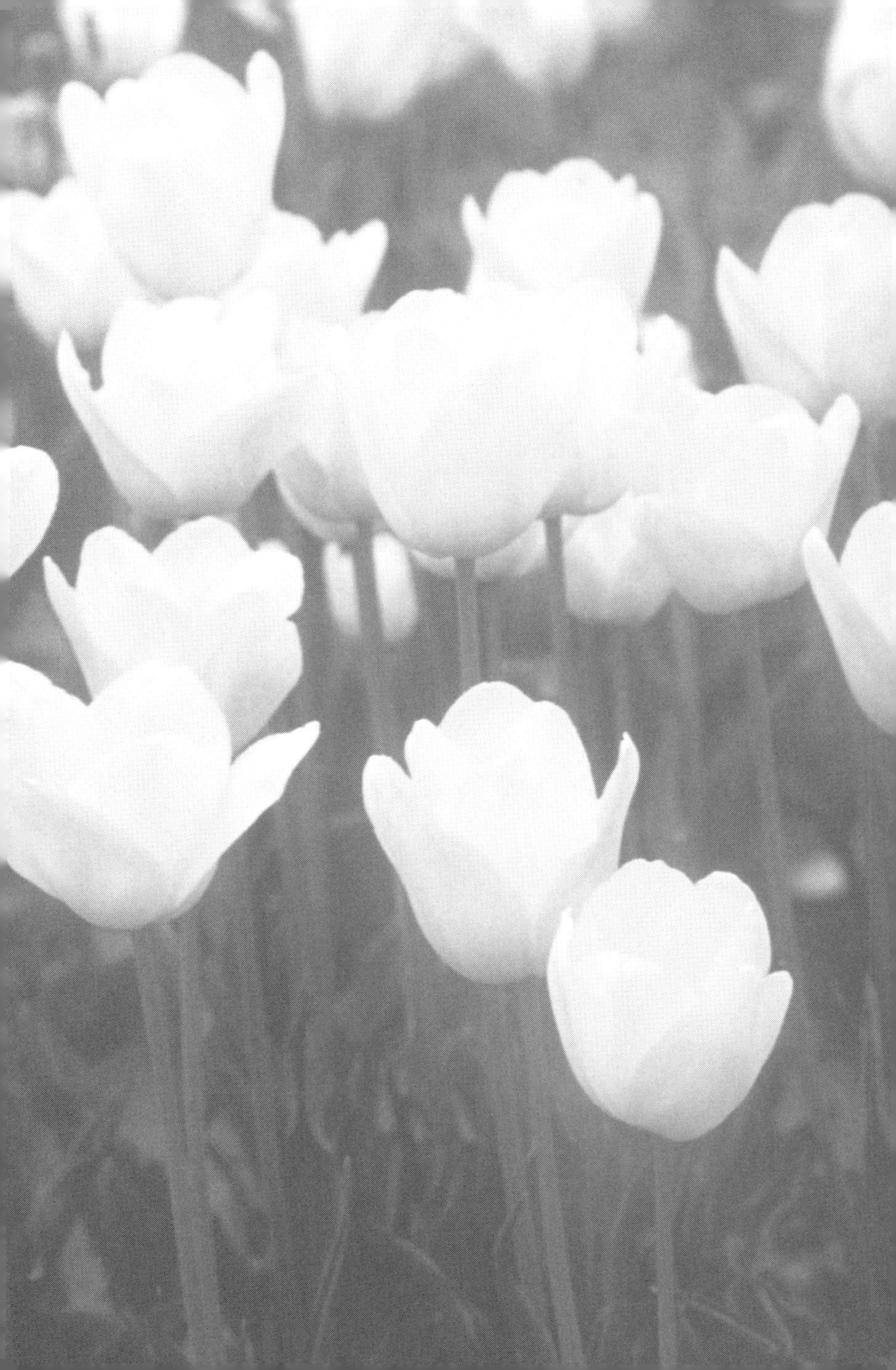

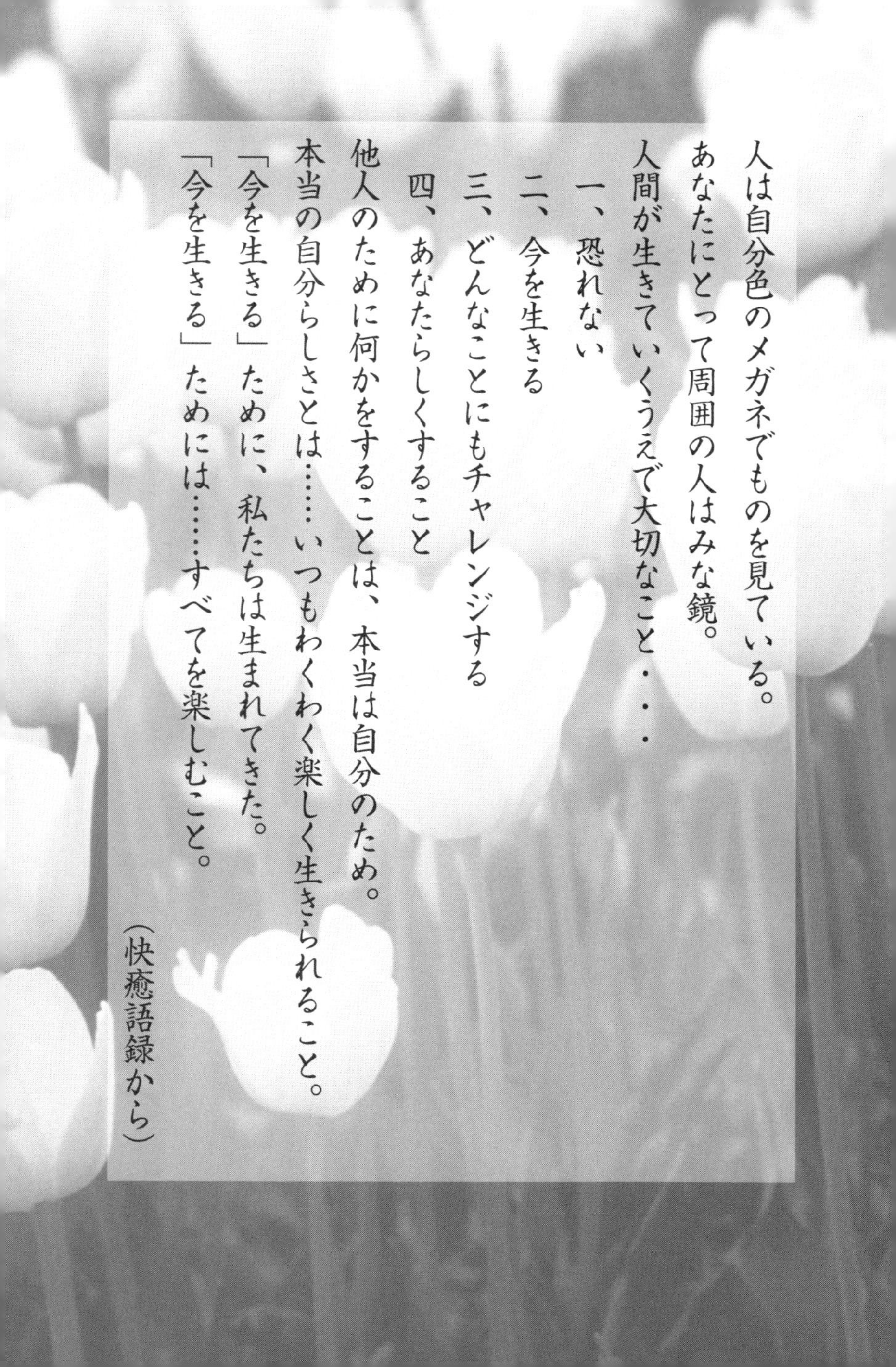

人は自分色のメガネでものを見ている。
あなたにとって周囲の人はみな鏡。
人間が生きていくうえで大切なこと・・・
一、恐れない
二、今を生きる
三、どんなことにもチャレンジする
四、あなたらしくすること
他人のために何かをすることは、本当は自分のため。
本当の自分らしさとは……いつもわくわく楽しく生きられること。
「今を生きる」ために、私たちは生まれてきた。
「今を生きる」ためには……すべてを楽しむこと。

（快癒語録から）

4 新薬効果の「鍵」CRPとアルブミン

◉健康の鍵はアルブミン濃度

アルブミンの濃度は、健康に重要な関わりがあります。アルブミンは全身の細胞を作る栄養を運ぶものですから、アルブミンが充分に供給されるなら、身体は存分に新陳代謝をすることができ、体温が適度に上昇して元気というものが生まれます。このような状態を維持できれば、身体は病気になるリスクが少なくなります。つまり、**予防医学的、あるいは栄養医学的な立場から、アルブミン濃度を健全に保つこと**は、健康な生活の指標です。アルブミン濃度が健全であれば、**身体は自己治癒力が発動**して、さまざまな病気にかかりにくい強い健康体を築くことができます。

私のクリニックでは、金子雅俊先生のご指導をいただき、アメリカの分子栄養学にもとづいて、リウマチやアトピーの改善を目的に栄養療法をとりいれています。患者さんの血液検査から、鉄や亜鉛などのミネラルや各種ビタミン、そして何よりもタンパク質が不足していることがわかりました。とくに低タンパク血症で浮腫などの症状があった方に、アルブミンの源であるアミノ酸の点滴をする療法を試みたことがあります。そのとき、アルブミンが上昇し、著しく身体を元気に回復させる力があることを知りました。

奇しくも私は、リウマチ新薬が、ＣＲＰによって阻害されていたアルブミンの合成を活性化する効果があることに気づいたのです。それで新薬の著しい治療効果に合点がいきました。それは、こんな驚くべき連鎖をもたらすと考えられます（次頁図表）。

●完全寛解のためのメディカルチェック－ピロリ菌（保険適用）

ピロリ菌は1980年に発見された胃の中に住む細菌で、日本人のほぼ半分、中高年者は6～7割が感染していると言われています。血液で坑ピロリ菌抗体をチェックすれば、ピロリ菌に感染しているかどうかを知ることができます。検査では、ペプシノーゲンⅠは胃酸の分泌を、ペプシノーゲンⅡは慢性胃炎の程度を、またⅠ／Ⅱは胃の環境をあらわし、3.1以下になると、胃潰瘍、胃ガンのリスクが高いので、胃の精密検査が必要になります。今は大丈夫でも、ピロリ菌陽性ならば、早めに除菌をおすすめしています。ピロリ菌に感染すると、胃に炎症が起きやすくなり、慢性萎縮性胃炎など胃のトラブルのもととなります。ピロリ菌感染の疑いがある場合には除去できます。厚生労働省は、2013年2月21日、ピロリ菌の感染による慢性胃炎について、除菌治療を保険適用として認めました。ぜひご相談ください。（ピロリ菌除去について　TEL：086-420-0178）

新薬による連鎖波及的効果

● CRP（C反応性タンパク＝炎症反応）が消えます（患部の腫れや熱が治まり、炎症が止まり、痛みが消えます）。

● MMP-3（関節破壊）の数値が激減します（骨・関節の変形が止まり、痛みが治まります）。

●肝臓がＣＲＰの代わりにアルブミン（Alb）の合成を始めます（健康な人と同じ状態）。

●血中にアルブミン濃度が増加します（低タンパク症が改善し全身の細胞に栄養が行き渡ります）。

●白血球中のリンパ球が増加します（免疫がアップします）。

●血清鉄がアルブミン濃度の増加で一気に増え、貧血が解消します。

●血清鉄の増加で脳細胞への酸素供給量が増え、意識レベルが高まります。

●肝臓が正常機能を取り戻し、腸肝循環も健全化し、腸内微生物が活性化します。

●腸内微生物が活性化して善玉菌が増加し、栄養の供給が高まり体力を回復させます。好中球の過剰活性が抑制され（活性酸素産出を抑え）腸内バランスを整えます。

●腸内微生物の善玉菌がセロトニン前駆物質を生みだし腸の排泄機能を正常化し、同時に、脳内セロトニン（幸せホルモン）を増加させ、意識も意欲も明瞭になり、自己表現も豊かになります。

●全身の代謝が高まり、低体温症が解消します（体を軽快に動かせるようになり、社会復帰が容易になります）。

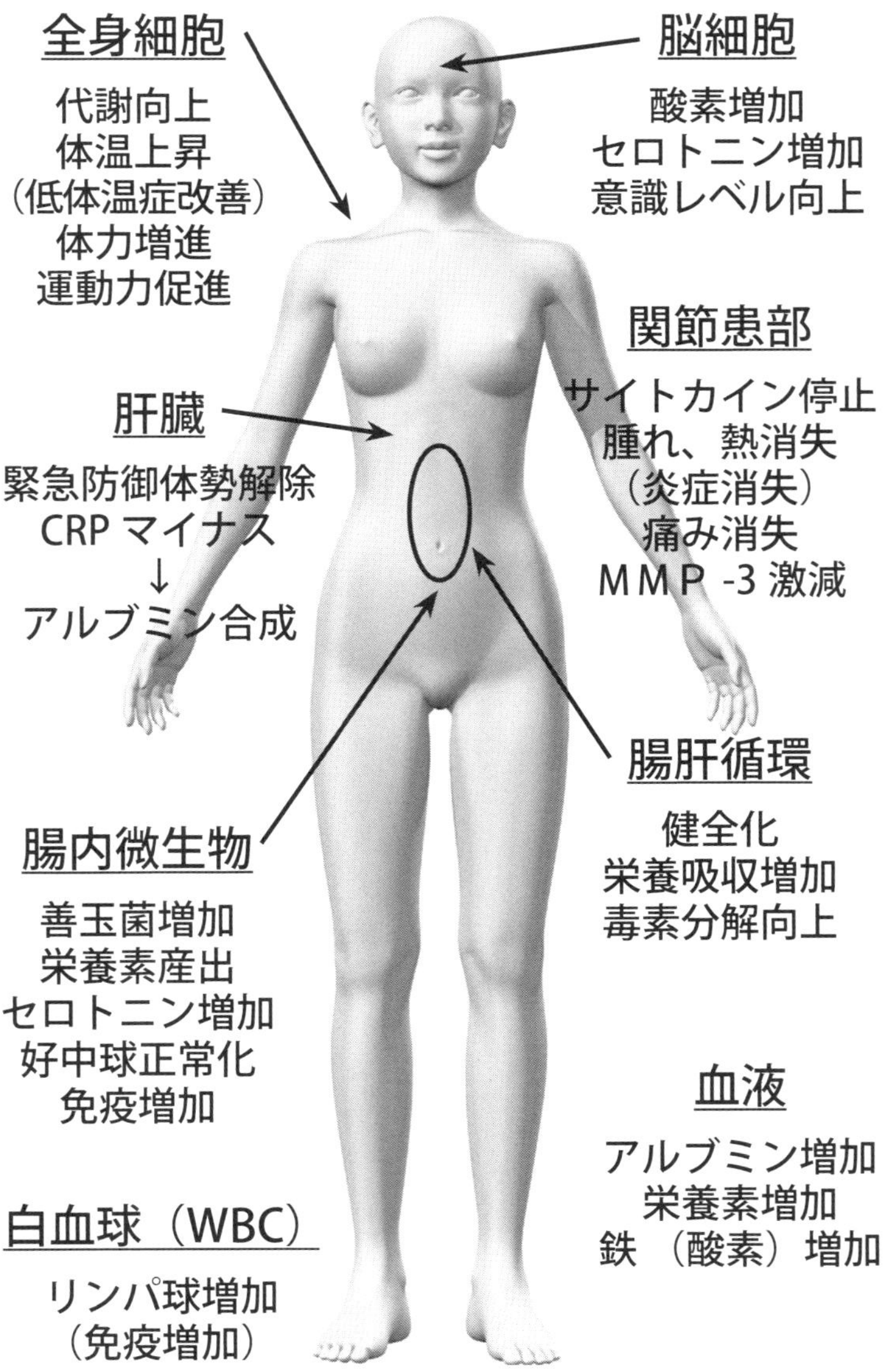
全身細胞
代謝向上
体温上昇
(低体温症改善)
体力増進
運動力促進
脳細胞
酸素増加
セロトニン増加
意識レベル向上
関節患部
サイトカイン停止
腫れ、熱消失
(炎症消失)
痛み消失
MMP -3 激減
肝臓
緊急防御体勢解除
CRP マイナス
↓
アルブミン合成
腸肝循環
健全化
栄養吸収増加
毒素分解向上
腸内微生物
善玉菌増加
栄養素産出
セロトニン増加
好中球正常化
免疫増加
血液
アルブミン増加
栄養素増加
鉄（酸素）増加
白血球（WBC）
リンパ球増加
(免疫増加)

◉新薬効果の最大のポイントはCRPとアルブミンの関係

「リウマチ寛解コース」で使用する新薬の作用をまとめると、前頁のようになります。私は、新薬治療で50症例に達するまで、ほぼすべての患者さんに著しい改善効果があらわれたことを、医師として、驚きをもって観察してきました。何度も書きますが、これは薬効としてはありえない事実であり、どうして100%の改善効果が得られるのか、製薬会社の説明では納得ができませんでした。

しかし、治療を通して患者さんの血液検査をはじめとする経過観察を重ねるにつれ、私は一つの納得できる答えを発見しました。

それは、この新薬が**炎症性サイトカインの一つをブロックする働きで生じる、CRPを止める作用**にポイントがあると気づいたことでした（製薬会社や大学の研究論文にはこのような説明はありません）。

CRP＝C反応性タンパクは、身体に炎症などのトラブルが起きたときに、細菌感染から守るために、肝臓が合成する緊急時のタンパク質です。炎症が激しくなると、それだけCRPはたくさん合成されます。そのため、**CRPは炎症の度合いを表す**

重要な指標として用いられています。

さて、ＣＲＰが合成されると、何が起こるでしょうか？

これが新薬の効果を解くカギなのです。

ＣＲＰは、肝臓で合成されます。身体が健全である場合には、ＣＲＰはほとんど合成されません。普段の**肝臓の仕事は、アルブミンを合成すること**です。

アルブミンは、**血漿タンパクの約6割を占める血中で最も重要なタンパク**の一つで、血管内に40％、血管外（間質、細胞内）に60％分布しています。血漿中の濃度は、３・５～５・５（g／dl）とされ、通常は１日１００～２００mg／kgが合成され、その同じ量が分解されています。ア

●完全寛解のためのメディカルチェックー腸内微生物

腸の働きの実態は、100億兆個もあるという腸内微生物です。肝臓との関係は、腸内微生物との関係と考えられ、腸の働きの主役は、じつは腸内微生物と考えられています。腸内微生物は、免疫機能の鍵を握る、これから最も重要な研究テーマと言われています。

腸内微生物の働きでは、腸内フローラ（微生物バランス）の変化によって、免疫や老化などの問題が引き起こされるという説があります。腸内微生物の研究では、まだまだ解明されていない未知の問題が山のようにあり、リウマチを起こす、自己免疫疾患は、腸内微生物にその原因があるのではないかという可能性があります。アトピー性皮膚炎やその他のアレルギー性疾患も、腸内微生物に深く関わりがあることが知られています。

ルブミンの役割は、アミノ酸、脂肪酸などの栄養素などの物質を全身の細胞に運ぶことが一つ、もう一つは血中の膠質浸透圧の維持です。前者は全身の細胞に栄養を送る仕事であり、後者は血管から水分が浸透圧で逃げないように保つ仕事で、むくみや浮腫が出る場合は、アルブミンが不足していることを意味しますので、注意しましょう。いずれも身体の健康増進と維持に必須な重要なタンパクであることはすでに書きました。

この、健全な身体の増進と維持に必須なアルブミンは、身体に炎症が発生して病気になると、肝臓がCRPを合成するため、その分、アルブミンが合成されなくなるのです。

■肝臓は身体に炎症が生じると、身体の緊急時のため細菌感染から身を守るCRPを合成し、健康維持に必要なアルブミンの合成が減少する。
■リウマチが発症すると、CRPが優先的に合成されアルブミンがほとんど合成されない状態がつづく。
■新薬でCRPの合成が止まると、肝臓は自然にアルブミンを合成する。

◉リウマチという病気の状態

リウマチは自己免疫疾患です。本来は外敵を破壊するためのサイトカインが、自分の関節組織を外敵と間違えて攻撃しつづけることで発症する病気です。発症すると、関節をとめどなく攻撃しつづけるので、関節組織はまさに戦場さながら、破壊と火の海になって炎症はとどまることがありません。こうして肝臓は緊急事態から身を守るために、本来健康のために必要な**アルブミンの合成の代わりに、緊急時の一過性タンパク質であるＣＲＰを供給**しつづけるのです。

その結果、アルブミンの合成はずっと阻害されたままの状態が長期化してしまうのが、リウマチという病気の状態です。つまり、リウマチになる

●完全寛解のためのメディカルチェック－善玉菌、悪玉菌、日和見菌

消化管において、消化・吸収・排泄を行なう作用で重要な役割を担っているのが、腸内微生物（細菌）です。腸内微生物には、主に善玉菌と悪玉菌の他に日和見菌といわれる三種の細菌があります。

・善玉菌……乳酸菌郡で、食物繊維や多糖類、ヨーグルトなどで活性化し、免疫を上げ消化吸収を助け、ビタミンなどを合成する有用菌。

・悪玉菌……肉などで増殖し、腐敗、細菌毒素、、発癌物質、ガスを発生させ、便秘や下痢、疲労、肥満などをもたらす（例：ウェルシュ菌）。

・日和見菌……無毒性連鎖球菌で、そのときの腸内微生物の趨勢で、善玉にも悪玉にも性質を変える細菌。

いずれにしても、健康を保つ要がこの腸内微生物のバランス管理にあると言われています。

と、本来必要なアルブミンによって供給されるはずの栄養が低下したまま、全身にダメージが及び、どんどん身体が弱っていくのです。**関節リウマチとは、全身の活力が少しずつ低下していく消耗性の疾患**なのです。

◉新薬がもたらす改善連鎖のドミノ倒し

新薬は、リウマチの患部を攻撃している炎症性サイトカインの一種をブロックする働きがあります。新薬の作用は、たったそれだけなのです。しかし、たったそれだけの働きが、どうしてリウマチの症状を改善するのでしょうか?

私は考えました。そして気づいたこと、発見したことが、肝臓におけるＣＲＰとアルブミンの関係だったのです。

新薬は、患部で自己組織を攻撃しているサイトカインの一種をブロックする働きがあります。それによって、関節破壊は止まり、リウマチの痛みが軽減する効果があることはよく分かるところです。しかし、実際に臨床で経過を見てみると、そんな程度では説明できない、驚異的な改善効果が認められるのです。全身が元気になり、意識レベルまでが向上するのですから。

この新薬の問題は、**ターゲットのサイトカインがＣＲＰの産出に関係**していて、そのサイトカインをブロックすると、ＣＲＰが消えて炎症の度合いを知る手がかりがなくなるので、感染症へのリスクが高いということと説明されていますす。しかし、私は、この説明には合点が行きませんでした。なぜなら、ＣＲＰが止まることは、確かに炎症反応への手がかりはなくなりますが、その反面、**アルブミンが産出されて身体の状態が著しく変化する**からです。

事実私は、新薬治療の臨床において、患者さんの身体の状態を血液検査でチェックして、アルブミンが充分に合成されて健康な人のレベルまで濃

●完全寛解のためのメディカルチェック－腸肝循環

肝臓は全身の臓器と関連し、相互に影響を及ぼし合っていますが、腸との関連においても、門脈を通じて緊密な結びつきがあり、腸管で吸収された栄養素（毒素も）は門脈から肝臓に運ばれ、様々な作用を受けます。そして肝臓は、生体物質や薬物などを胆汁とともに胆管を経て十二指腸に分泌します。それは再び腸管から吸収されて門脈を経て肝臓に戻るサイクルがあります。これを「腸肝循環」といいます。ビタミンD3、ビタミンB12、葉酸、ビタミンB6（ピリドキシン）、エストロゲンや肝細胞で合成される胆汁酸などを効率的に利用することに役立っているとされます（日本薬学会）。つまり、肝臓と腸は、常に密接な情報をやりとりして、栄養の吸収や解毒をし、強い免疫の布陣を敷いていると考えられているわけです。

度が高まっていることを突き止めました。その結果、リウマチ患者さんたちは、新薬以外の薬剤を使わなくても、自然にみるみる改善して健康を取り戻して行ったからです。

患者さんの**身体が待望していたのは、アルブミン**だったのです。全身の細胞が、長期にわたるCRPで阻害されてきた、充分な量のアルブミンだったのです。リウマチ患者さんの身体は、長い長い間、場合によっては数十年間もの間、リウマチのために、CRPが出続けたために、低タンパク症で弱り切っていたのです。新薬は、サイトカインをブロックした結果としてCRPの合成を止めました。たったそれだけの作用が、身体の働きを一気に変えてしまったのです。CRPに代わってキャリアプロテインである**アルブミンの産出を促し、血清鉄を増加させ、充分な酸素と豊かな栄養が怒濤のように全身の血液に供給**されることになったのです。まさにこの改善は、ドミノ倒しのように起こったとしか考えられません。

重要なことは、この改善のプロセスでは薬物は関与していないということです。新薬は、改善のプロセスに切り替えるスイッチの役割を担っただけです。新薬で改善された方々は、新薬が治したのではありません。新薬は改善のスイッチを押したに過ぎないのです。改善は、患者さん自身の身体のなかの自然治癒力の働きにしたがって起こりました。**リウマチを治したのは、患者さん自身**なのです。

肝臓におけるアルブミンとＣＲＰの関係については、理論的な説があることは知っていましたが、その具体的な事実が、この新薬の改善効果のメカニズムとして展開していることに気づいたことに、私は医師として興奮を隠せません。**ＣＲＰからアルブミンに切り替わっただけで、人間の身体は病的状態から健全化に向けて猛然と活力を快復**していくのです。それが、机上の理論ではなく、リウマチ医療の現場で、今私の目の前で起こっているのです。これは、驚くべき出来事と言えるでしょう。

●完全寛解のためのメディカルチェック－腸内の冷えと免疫

免疫細胞の70％は腸内にあるといわれますが、腸内微生物の免疫作用は、リウマチなどの免疫疾患にも深い関わりがあるという説があり、リウマチの寛解を目指すためには、腸内の免疫細胞が充分に機能できるように自己管理をすることを心がけることが大切でしょう。たとえば、アーユルヴェーダでは、冷たいものを飲んだり食べたりすることを禁じていますが、それは冷えた水が腸に流れこんで腸内温度が下がると、腸内微生物の活動が低下して正常に働けなくなり、免疫が低下して無防備な状態になってしまうからです。つまり、冷たいものを食べすぎると消化力が低下して、お腹をこわすだけでなく、腸内での感染症のリスクが高まるわけですから、常に自己管理に心がけることが大切です。

5 リウマチー新たなステージへ

◉「リウマチ寛解コース」で使用する薬剤は一種のみ

リウマチ薬については、長い間ずっと大きな期待と興味を抱きつつも、慎重に距離を置いて来た私ですが、2010年になって初めて、私も新しい薬を投与する事態がおとずれました。

しかし私が投与したのは、世界的に主流となっている製剤ではなく、まだ症例が少ない新薬だったのです。ですから、細心の注意と未知のリスクへの覚悟が必要でした。ところが、全くの偶然かと疑うほどの、驚くべき改善効果を目の当たりにしました。しかも、その驚くべき改善効果がつぎつぎに起こったので、もはや偶然はありえず、この新薬の治療に医師として自信と責任をもつことができるようになりました。ただし、私が知った新薬の効果は、製薬会社の説明とは少し異なり、実際は、説明よりも一層優れた改善効果がありました。その効果は、本書の寛解コースの患者さんの感想を見ていただければ、おわかりいただけると思います。

こうして始めたのが、**「リウマチ寛解コース」**です。

寛解コースでは、今主流の薬は一切使用しません。**使用するのは、原則一つの薬剤のみ**です。このコースでは、まずは薬剤によって症状を寛解に導き、充分に保てる状態になってから、薬剤を一切使用しない「完全寛解」を目標に、患者さんと取り組むつもりです。

●完全寛解のためのメディカルチェック－腸内セロトニン

近年、次第に分かってきた驚きの一つが、脳内セロトニンと同じものが、腸内でも産出されていて、腸内のセロトニンは、脳内のセロトニンの量よりも多く、全セロトニン量の90％から95％が腸内にあるということが分かってきました。この、腸内セロトニンは腸の蠕動運動を起こさせる役割を担っていて、腸内セロトニンが不足すると、腸の働きが低下して便秘になり、逆にストレスなどで腸が刺激を受けると、セロトニンが過剰に分泌されて腸が痙攣を起こし、下痢となります。

便秘は、腸内微生物の活動が不活発になると起こります。腸内微生物は、食物繊維やオリゴ糖などで活性化し、腸内セロトニン産出の元となるのですが、微生物の栄養が不足すると不活発になり、セロトニンを作る材料が生み出せなくなります。その結果、腸からのセロトニンが不足して便秘の原因となるのですが、じつは、腸内微生物が生み出すセロトニンを作るための前駆体（ビタミン等）は、脳内へも供給されていると考えられ、腸内のセロトニンの減少は、脳内セロトニンの不足に関係していると考えられています。

（胃腸のメディカルチェックについて　TEL：086-420-0178）

◉新薬に伴うとされる副作用の問題

私の症例はまだ100人程度に過ぎません。しかしリウマチ寛解コースでは、すべての方に、明らかな改善効果が得られました。お1人だけ、リウマチ以外の重篤な病気を合併しており、うまく治療ができなかった例もありましたが、その他の関節リウマチ患者さんには、すべての方が改善され、ほとんどの方が寛解か、寛解と解釈してよいレベルを保っておられます。

100人程の症例から、副作用についてご報告します。

副作用だろうと思われるケースは、二症例ほどありました。2人とも発熱で入院されましたが大事には至らず、再び寛解コースに戻られ、今ではお2人ともリウマチの寛解を喜ばれています。また約一割弱ですが、白血球がわずかに減少した症例や、2人ほど帯状疱疹を発症されて、一～二か月ほど寛解コースを休まれた方もいました。そしてまた寛解コースに戻られました。リウマチ寛解コースを始められた患者さんに対しては、**当院スタッフと一丸となって、一週間毎に入念な体調の確認体勢をとり、慎重に経過観察**をしておりますが、これまで二年間以上にわたり、今ご報告させていただいた症例の程度で、いずれも大事に至らず快癒され、寛解コースを続けられておられます。

製薬会社の説明に、重篤な感染症に至る副作用のリスクが指摘されていますが、大学の研究論文でも明白なように、これまでの経過では、副作用と思われる症状が出ても、大事に至らず、重篤なリスクのケースについて、私はまだ経験していません。研究論文などでは、この新薬の特徴であるCRPを即座に止めてしまう効果のために、炎症を見落とすリスクが指摘されています。そのために、私は、**白血球の増減等を調べたり、LDH（乳酸脱水素酵素）**

●完全寛解のためのメディカルチェック－聴覚セラピーのすすめ

本来の健康を取り戻すために、最も大事なことは、自分の身体を自分が主体となって管理するという気構えです。病気だからと言って、医師や薬まかせにしてはいけません。医師や薬は病気を治す手伝いをするだけで、病気を治すのは、自分自身だからです。だとしたら、人は自分について、もっと深く知らなければなりません。自分が知らない自分に、気づかなければなりません。自分をより深く、より客観的に把握できると、病気への対処法も変わってくるでしょうし、人生そのものの考え方もはっきりと変わってきます。さて、では、どのように自分を深く知り、知らない自分に気づくことができるでしょうか？　その方法の一つが、聴覚セラピーにあります。当院では、併設している聴覚セラピーセンターで、リスニングテストを行なっております。それによって、隠れた自分を客観的に把握することができ、そこから、新しい生き方に気づく人もいます。ご相談ください。　（聴覚セラピーセンター　TEL：086-420-0178）

やα_1、α_2ブログリンの上昇などをチェックして、炎症の有無について慎重に慎重を期しています。

◉新薬についての臨床医の立場

この新薬については、もちろん製薬会社から効能等についての説明がありますが、そこで明らかなのは、炎症をあらわすCRPが消失することでした。そしてリウマチの改善効果はというと、80～90％程度とされていました。また、効果があらわれるまでには八週間まで経過を診る必要があるとされ、他の新薬よりも遅いとされています。さらに、MTXは原則不要ですが、併用しても問題ないとされ、海外で行なわれた二重盲検テストでは、MTXとの併用で若干効果が高まっているという大学のデータもありました（ACR20）。それでも、効果は80～90％とされています。また、副作用については、**新薬がCRPをマスクして炎症を消してしまうために、感染症などを発見しにくくなり、感染症が重篤化するリスクや、結核をひき起こすというリスク**が記されています。

このような、製薬会社や大学の研究論文はたいへんに重要ですが、私がこれをリウマチ寛解コースとして治療に導入してみると、新薬で説明された内容と、実際に治療してみた結果とは、必ずしも一致しているわけではありません。それは、大学の二重盲検臨床テストではＡＲＣ20による評価であるのに対し、私はあくまで患者さんの経過を、**ＣＲＰやＭＭＰ－３の数値、リンパ球の数値、血中アルブミン濃度や血清鉄の検査などの客観的データ**とともに、実際の**患者さんの生の声**を聞いて導いた臨床からの結果だからです。

それは、製薬会社や大学の研究論文の効

●完全寛解のためのメディカルチェック－栄養療法のすすめ

生活の視点から大事なものは、食事療法です。これは料理研究家の分野です。医療として私が注目しているのは、栄養療法です。栄養療法は、薬物で症状を抑えることではなく、血液検査から栄養の不足や偏りを調べ、栄養バランスを適切にして、症状を克服することを基本とするため、主に重要視するのは、薬物ではなく、サプリメントです。栄養の吸収やバランスを重視する、消化管、つまり胃と腸の働きにも注目し、とくにまだ充分解明されていない腸内微生物への研究も進んでいます。アレルギー疾患や自己免疫疾患などの原因の鍵がここにあると考えられています。栄養療法は、難病とされているリウマチをはじめ、免疫不全によるアトピー性皮膚炎などを、自然な体からの回復によって根治させる可能性を秘めています。これらの病気ばかりでなく、ガン、糖尿病、高血圧など、あらゆる病気を根本から解消するために必要な基礎治療法として、私は大いに期待しています。（栄養療法について　TEL：086-428-8525）

身体が楽に動くようになると、気持ちまでが明るく積極的になり、まるで別人のよう。生活にはりが出て、遠方に旅行する人も続々……。

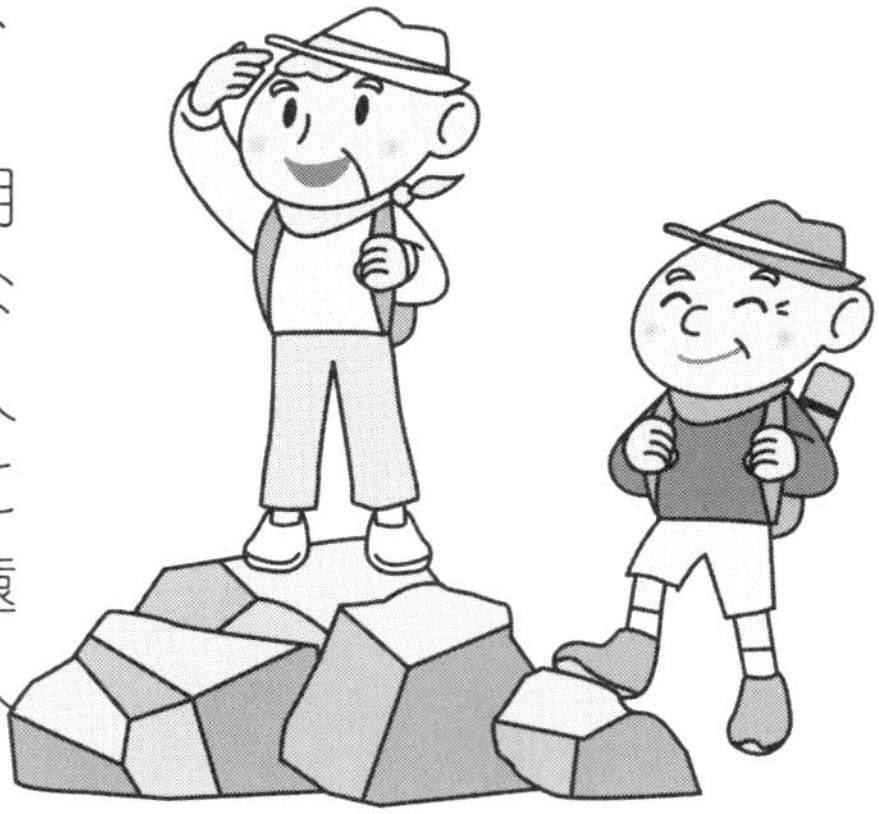

果を上回るものであり、そこでは記されていない精神的、意識的レベルの変化には、仰天するほどの向上が認められ、たった一つのサイトカインを止めるだけの作用が、**身体の活性化とともに意識活動にまで及んでいることに、改めて人体の不思議な力を見せられたように思います。**

　何よりも大事なことは、**患者さんご自身の信頼であり、勇気であり、決断実行のたまものです。**そこから湧き出る**自己治癒力の働き**であることを、私は、新薬治療を通じて、改めて痛感しました。

　さて、この原稿の脱稿間際に確認できた、新しい改善症例をご報告することにします。

脱ステロイド療法後、急激に悪化し車イス状態から一か月、自力で立てるまで改善しました

NTさん（女性、四十二歳）

◉寝返りできず、口も開かず、身体も動かせない重篤な状態まで悪化

この証言内容については、私、篠原からご説明をさせていただきます。

Nさん（四十二歳、女性）は、沖縄を中心に活躍し、CDもリリースしているプロの歌手です。彼女が発症したのは２００９年。両膝、両足、両手に関節痛が出て日常生活も困難となったため、近医（沖縄）で治療をしてもらいましたが、ご本人が免疫抑制剤（リウマトレックス）の使用を希望されなかったので、ステロイド（プレドニン）を、７・５〜10mg（かなり多い量です）処方されたと言います。

しかし、ステロイドに脅威を感じ、Nさんは、２０１２年2月から、漢方薬での治療に切り替えるために、中国の病院に入院加療して、ステロイド離脱の治療を行ない、痛

みが軽減したので三か月で退院して沖縄に戻りました。ところが、ステロイド離脱は成功したものの、リウマチの症状は徐々に悪化し、日常生活が困難となるほどまでになりました。歩くことができません。体中が痛くて寝返りができません。口を開けるにも顎の痛みが強く食欲もなく、身体を動かすことすらできなくなってしまったのです。

彼女が当院を訪れたのは、栄養療法で治療をされている沖縄のクリニックのすすめであったそうですが、当院に最初に来られたのが一か月前（2012年末）でした。車イスで二人に付き添われ、右膝には関節液が出現するほどの大変な状態だったのです。リウマチの活動性強く、鉄欠乏症貧血と低アルブミン血症、典型的な重症のリウマチ患者さんでした。

◉治療後……一か月で杖なしで立っていられるまで体力が回復しました

「寛解コース」開始から一か月、つい先般、彼女が経過報告とともに二度目の治療に沖縄から再来院。血液検査は問題がなく著しく改善していますが、寝たきり、車イス状態が長引いたため、体力が戻るまでにはもう少しかかるでしょう。

それでもすでに、寝返りが打てるようになり、また車イスから自力で立ち上がり、少しの間なら杖なしで立っていられるまで回復。食欲も出ておいしく食べられるようになり、二キロほど体重が増加しました。経過は順当です。

寝返りが打てないほどの重篤な状態から、まだわずか一か月ですから、寛解とは言えません。しかし、初診時からすると驚異的な改善です。絶望的に重篤な状態から回復された症例がいくつもありますので、二か月、三か月後の経過を楽しみにしていたところ、さっそくご本人から、二度目の経過報告がファックスで届きましたので、ご紹介します。

「二回目の治療を終えて、治療前より思考が、陰から陽に変化しました。痛みが軽減し『寛解』となった暁には、篠原先生の『病気を治すのは自分自身の力』のお言葉を軸に、以前から興味を抱いていた気功太極拳を始めて、自分自身の体力作り、病気を克服する精神力を養いたいという前向きな思いが湧いて来ました。身体を動かすには、まずは痛みの軽減から……今後の治療経過に期待をふくらませています」

最後になります。

「リウマチは、本当によくなります」

「あなたの痛みは、すぐに消失します」

勇気を出し、自分を信じてください。リウマチは治る時代になりました！

（注）「リウマチ寛解コース」は、当医院だけの治療法です。新薬はどこの医療機関でも処方可能ですが、当院とは治療法が異なる可能性があります。新薬の効果は、正しい治療法で発揮されます。**薬物は治療法次第でクスリにも毒にもなります。**薬効だけにこだわって治療することにどんなリスクがあるか分かりません。薬効だけが一人歩きすることほど危険なものはありません。本書でご紹介した治療法につきましては、**必ず当院にお問い合わせください。**

●医療法人　わいわいクリニック

〒７１０・０１３３岡山県倉敷市藤戸町藤戸２―10

電話０８６・４２８・８５２５　ＦＡＸ０８６・４２８・８４３３

【新薬についてのお問い合わせは★電話０８６・４２０・０１７８】

あとがき

関節リウマチ専門医として三十年、これまで、「病気を治すのは自分自身」「快癒力」「アトピー最新医療」「聴覚セラピー」「人生50歳脱皮論」など、さまざまなテーマで数十冊ほど著書を書いてきましたが、実は今回、自分の専門である「関節リウマチ」について正面から書いた本を出版するのは、初めてのことです。

最近のリウマチ医療の問題については、2007年の「ザ・フナイ」（6月号）で、「これでいいのかリウマチ医療」という題で、人の生命を無視したとしか考えられない、危険な薬をいくつも含む多剤併用による治療が、いかにも最新医療であるかのように横行している現代リウマチ医療の在り方に、憤りをもって警鐘を鳴らしました。

しかし、そんな私の発言も、大きなリウマチ医療の趨勢に反省を促すには力不足で、医療関係者や患者さんに、どれほどご理解をいただいたか、残念な想いもありました。

ひとつは、私自身、三十年のリウマチ治療にあたり、自分で納得ができる有効な治療法を見出すことができていなかったからです。しかし、そんな虚しさを感じつつも、いつか必ずリウマチが画期的に改善する治療法が現れるという医者としての夢を失ってはいませんでした。

そして、とうとう、私はリウマチ専門医として夢見てきた、リウマチが画期的に改善する治療法を、私の小さな医院で見出すことができました。しかも、何度も書きますが、改善効果はほぼ１００％と、医療や薬剤の常識を覆す驚くべきものでした。恐らく、今私が表現した内容は、医者や研究者はもちろん、一般の方ですら安易に信じることはないでしょう。私自身が、ほんとうにこの事実を目の当たりにして、信じていいのかどうか、ときどき戸惑うことすらあるのですから。

私が初めてリウマチ医療について本を書いたのは、この驚くべき治療の事実を明らかにして、世のリウマチで悩む患者さんにお伝えしたいためです。

そのために、本書では１００人を越える患者さんの中から有志の方々に、治療の体験を自らの言葉で語っていただきました。ただし、本書への掲載では、本名や写真の公開を快諾された方がたくさんいらっしゃいましたが、出版社の方針で、お名前はイニシャルとさせていただきました。写真に関しては、証言が間違いのないもとしてご了解いただいた方のみ、そのまま掲載をさせていただきました。

体験取材のために、有志の患者のみなさまにはわざわざ貴重なお時間を割いていただき、多大なご協力を賜りました。心から御礼申しあげます。

また、本書の原稿作成、校正においては、リウマチ患者さん方の治療を献身的にサポートしてくれている当院のスタッフが、時間を惜しまず甚大な協力をしてくれました。岡貞道枝さんと馬木英子さんに、日ごろの感謝に加えて、御礼を申しあげます。

リウマチは、確実に寛解して、治る病気になりました。リウマチ医療は、ようやく大きな進歩への一歩を踏み出しました。本書はその幕開けを伝えるものです。

リウマチの完全寛解にむけて、私はさらに新しい治療の試みを模索しています。

２０１３年３月

篠原　佳年

●著者プロフィール

篠原　佳年（しのはら　よしとし）

1950年大分県生まれ。岡山大学医学部大学院卒業後、岡山大学部第三内科を経て、現在、医療法人わいわいクリニック理事長、医学博士。膠原病（主に関節リウマチ）及びアトピー性皮膚炎を中心に治療を行う傍ら、聴覚・栄養療法による様々な病気や障害を治す研究にもとづき、患者が参加する医療を提案。また人間としての気づきやコミュニケーション改善のための講演やセミナーなどの活躍を展開している。

主な著書に、「快癒力」（サンマーク出版）、「幸福力」（PHP研究所）、「モーツァルト療法」（マガジンハウス）、「人生50歳脱皮論」（講談社）、「いつでも、今がいちばん幸福」（竹内書店新社）、「生死同源」（幻冬舎）、「奇跡の音8000Hz英語聴覚セラピー」（きこ書房）、「アトピー最新医療」（知玄舎）など多数。

●校正：岡貞道枝、馬木英子
●取材：奈良野英介
●編集：ヒコスタッフ

リウマチが治《なお》った－寛解症例続々《かんかいしょうれいぞくぞく》!!

2013年4月8日　初版第1刷発行

著　者　篠原 佳年

発行者　小堀 英一
発行所　知 玄 舎
さいたま市北区奈良町98-7（〒331-0822）
TEL 048-662-5469　FAX 048-662-5459
http://chigen.ddo.jp/~chigen/

発売所　星 雲 社
東京都文京区大塚3-21-10（〒112-0012）
TEL 03-3947-1021　FAX 03-3947-1617

印刷・製本所　亜細亜印刷

ISBN978-4-434-17683-8